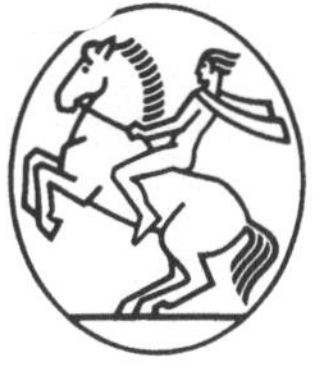

Georg Goldenberg

Neurologische Grundlagen bildlicher Vorstellungen

Springer-Verlag Wien New York

Dr. Georg Goldenberg

Neurologische Universitätsklinik, Wien

Mit 11 Abbildungen

Umschlagbild: Das Bild zeigt vier aufeinanderfolgende horizontale Schichten
einer Emissions-Computer-Tomographie-Studie der Hirndurchblutung. Die
Farben symbolisieren die relative Höhe der lokalen Durchblutung. Das
Maximum ist weiß, das Minimum blau. Das obere Ende jeder Schicht entspricht
der frontalen Seite des Gehirns, das untere der okzipitalen, die linke Seite der
Schicht entspricht der linken Seite des Gehirns. Während der Untersuchung hatte
der Proband die Augen geschlossen und verbunden. In einer Art Tagtraum
versuchte er, sich möglichst lebhaft bildlich vorzustellen, was immer ihm in den
Sinn kam. Die links unten abgebildete Schicht zeigt ein Maximum der
Durchblutung links okzipital in visuellen Rindenfeldern.

ISBN-13: 978-3-211-82004-9   e-ISBN-13: 978-3-7091-8920-7
DOI: 10.1007/978-3-7091-8920-7

Vorwort

Von Plato bis Freud nahmen bildliche Vorstellungen einen wesentlichen Platz in philosophischen und psychologischen Theorien des menschlichen Denkens ein. Unter dem Einfluß des Behaviorismus wurden sie als ein rein introspektives und experimentell nicht überprüfbares Phänomen aus der Psychologie verbannt. Die "kognitive Revolution" der Psychologie eröffnete aber den Weg für die experimentelle Erforschung auch von Phänomenen des menschlichen Bewußtseins. Bahnbrechend für die kognitive Erforschung bildlicher Vorstellungen waren die Arbeiten, die der kanadische Psychologe Alan Paivio ab dem Ende der sechziger Jahre veröffentlichte. Er konnte nachweisen, daß bildliches Vorstellen die Merkleistung für Wortlisten oder Wortpaare drastisch verbessert. Dieses Phänomen war seit langem bekannt, es wurde schon in der griechischen Antike als Grundlage mnemonischer Techniken verwendet. Das Neue an Paivio's Arbeiten war aber, daß er zeigen konnte, daß es tatsächlich das bildliche Vorstellen ist, das die Gedächtnisleistung beeinflußt, und nicht andere Faktoren, die damit verbunden sind. Damit wurde bewiesen, daß bildliche Vorstellungen einen meßbaren Einfluß auf kognitive Leistungen haben, oder, anders gesagt, daß sie ein funktioneller Bestandteil und nicht bloß ein Epiphänomen kognitiver Prozesse sind.

Ein neuer Ansatz für die Erforschung bildlicher Vorstellungen kam aus der Auseinandersetzung der kognitiven Psychologie mit Modellen der künstlichen Intelligenz von Computern. Bildliche Vorstellungen erscheinen wie Abbilder der Wirklichkeit, ihre Eigenschaften gleichen denen von wirklichen Bildern, sie sind eine "analoge" Repräsentation von Information. Ihre Funktion in der menschlichen Intelligenz erscheint daher zunächst unvereinbar mit Modellen der künstlichen Intelligenz, in denen angenommen wird, daß alle Information in einem einheitlichen "digitalen" Format gespeichert und bearbeitet wird. Folgerichtig wurden von einer Reihe von kognitiven Psychologen bildliche Vorstellungen wieder auf den

Rang eines Epiphänomens verbannt. Stephen Kosslyn von der Harvard University begann Ende der siebziger Jahre den Versuch, Modelle des bildlichen Vorstellens zu entwickeln, die in Computer implantiert werden könnten. Die Plausibilität dieser Modelle kann in vielen Aspekten bezweifelt werden, aber sie eröffneten den Weg für präzise Analysen der Komponenten bildlichen Vorstellens. Die psychologische Erforschung bildlicher Vorstellungen begnügt sich nun nicht mehr mit dem Nachweis ihrer funktionellen Bedeutung, sondern versucht, ihre Komponenten und deren funktionelles Zusammenwirken zu analysieren.

Das neurologische Interesse für bildliche Vorstellungen ist so alt wie das eigenständige Fach Neurologie. Die erste Beschreibung eines Patienten, der durch einen Schlaganfall die Fähigkeit verlor, bildliche Vorstellungen zu bilden, wurde von Charcot 1883 veröffentlicht, also ein Jahr, nachdem er an der Salpêtrière in Paris den weltweit ersten Lehrstuhl für "Krankheiten des Nervensystems" begründet hatte. Seither wurden immer wieder solche Fälle beobachtet und publiziert. Auch wurden Neurologen immer wieder von der Verbindung bildlicher Vorstellungen mit Emotionen und mit dem Träumen fasziniert. Bildliche Vorstellungen können als Gegensatz zum sprachlichen Denken aufgefaßt werden. Als Sperry an Patienten, bei denen die Verbindung zwischen den Hemisphären operativ durchtrennt worden war, fand, daß die rechte Hemisphäre zwar nicht sprechen, aber eine Reihe recht komplizierter kognitiver Aufgaben lösen kann, lag es nahe, ihr auch die Kompetenz für bildliches Vorstellen zuzuschreiben. Die rechte Hemisphäre wurde zur "anderen Seite des Gehirns", zum Sitz des nichtsprachlichen, emotionsnahen und phantasievollen Denkens.

Aus den kognitiv psychologischen Modellen bildlichen Vorstellens ergeben sich andere Ansätze für die Erforschung der neurologischen Grundlagen bildlicher Vorstellungen. Die Aufteilung des Vorstellens in verschiedene Komponenten und die Erkenntnisse über ihre Zusammenhänge mit anderen kognitiven Funktionen, wie Sprache, Gedächtnis und visuelle Wahrnehmung, führt zu differenzierteren Annahmen über die neurologischen Prozesse, die bildliche Vorstellungen produzieren. Das vorliegende Buch dürfte der erste Versuch sein, die auf diesem Weg gewonnenen Erkenntnisse systematisch zusammenzufassen und auch ihre Bedeutung für die psychologische Theoriebildung zu diskutieren. Es basiert auf mehrjährigen Forschungsarbeiten. Dabei wurde die Fragestellung von zwei Seiten her angegangen: Einerseits experimentell, andererseits klinisch. Bei der experimentellen Arbeit hatte ich das Glück, am Neuronuklearmedizinischen Labor der Wiener Neurologischen Universitätsklinik Messungen der Hirndurchblutung mit der Methode der Emissions Computer Tomographie durchführen zu können. Für die klinische Untersuchung habe ich rund 200 Patienten der Neurologischen Kliniken in Wien und Aachen systematisch untersucht. Es ist dies die erste Untersuchung dieses Ausmaßes zur Frage der Störung des bildlichen Vorstellens bei Läsionen des Gehirns.

Dieses Buch hat nur einen Autor, aber viele haben ihm geholfen. Meine Lehrer der klinischen Neurologie und Neuropsychologie, der verstorbene Professor Herbert Reisner und die Professoren Jean Louis Signoret und Klaus Poeck haben mir - hoffentlich - das solide klinisch neuropsychologische Grundwissen vermittelt, das für die Behandlung jeder einzelnen neuropsychologischen Fragestellung unumgänglich ist. Dem Vorstand der Wiener Neurologischen Universitätsklinik, Herrn Professor Lüder Deecke, danke ich nicht nur für seine großzügige Förderung und Unterstützung meiner Arbeiten, sondern auch für viele wertvolle Diskussionen und Anregungen. Nicht zuletzt war es seine Idee, die experimentellen und klinischen Ergebnisse in einem Buch zusammenzufassen.

Ich danke den Mitarbeitern des Neuronuklearmedizinischen Labors Margarete Steiner, Dr. Erhard Suess und Ing. Alexander Roszuczky für ihren großen Einsatz bei der Durchführung der Experimente. Die Durchführung des zweiten und dritten Experiments wurde durch den Fonds zur Förderung der wissenschaftlichen Forschung unterstützt.

Den Stationsärzten und den Logopäden der Neurologischen Abteilung der RWTH Aachen sowie den stationsführenden Oberärzten der Wiener Neurologischen Universitätsklinik danke ich für die Erlaubnis, Patienten zu untersuchen, die unter ihrer Obhut standen. Den Patienten danke ich für ihre Bereitschaft, an der Untersuchung teilzunehmen.

Viele der in diesem Buch vertretenen Ideen entstanden und

klärten sich in Diskussionen mit John Annett, Allan Baddeley, Eduardo Bisiach, Wolfgang Hartje, Walter Huber, Stephen Kosslyn, Alan Paivio, Steve Pinker und Barbara Wilson. Den Diskussionen mit Marta Farah verdanke ich nicht nur viele Anregungen, sondern auch das unschätzbar wertvolle Gefühl, mit dem eigenen Forschungsansatz auf dem richtigen Weg zu sein. Beim Nachdenken und Schreiben war ich aber doch alleine. Dafür, daß sie die Absonderung aus zwischenmenschlichen Beziehungen verstanden und akzeptiert haben, danke ich Ilse Goldenberg und Daniela Feldner-Bustin.

Mein ganz besonderer Dank gebührt zwei Kollegen und Freunden, ohne deren Hilfe und Unterstützung ein großer Teil der hier berichteten Ergebnisse nie zustandegekommen wäre: Klaus Willmes aus Aachen, der mich in statistischen Fragen beriet und die Smallest Space Analysen rechnete, und Dozent Ivo Podreka, der mir die Möglichkeit gab, in dem von ihm geleiteten Neuronuklearmedizinischem Labor meine Versuche durchzuführen.

Wien, im Mai 1987 — Georg Goldenberg

Inhaltsverzeichnis

Einleitung 1
Psychologie des Gedächtnisses 2
Neurologische Grundlagen der Gedächtnisfunktionen...................4
Neuropsychologie der visuellen Wahrnehmung.........................9
Bildliche Vorstellungen im semantischen Gedächtnis 17
Bildliche Vorstellungen im Arbeitsgedächtnis 20
Methodik der eigenen Untersuchungen..................................27
Bildliche Vorstellungen im episodischen Gedächtnis 31
Experiment 1..32
Ergebnisse 34
Diskussion...43
Bildliche Vorstellungen im semantischen Gedächtnis................. 48
Experiment 2..51
Ergebnisse 54
Diskussion...62
Bildliche Vorstellungen in einer visuospatialen Aufgabe...............69
Experiment 3..69
Ergebnisse 71
Diskussion...78
**Störungen des bildlichen Vorstellens bei Patienten
mit zerebralen Läsionen**.. 82
Untersuchungsgang...86
Patienten 93
Ergebnisse 95
Schlußfolgerungen.. 107
Bildliche Vorstellungen und semantisches Gedächtnis..................107
Bildliche Vorstellungen in visuospatialen Aufgaben....................113
Bildliche Vorstellungen und sekundär visuelle
Rindenfelder 118
Bildliches Vorstellen und zentrale Kontrolle 131
Literatur 133

Einleitung

Fast jeder Mensch kennt bildliche Vorstellungen aus seinem eigenen Erleben. Man sieht vor dem "inneren Auge" ein Bild, das wie eine abgeschwächte Wahrnehmung ist: Bildliche Vorstellungen ähneln visuellen Wahrnehmungen. Dem vorgestellten Bild entspricht aber kein aktuell vorhandenes Objekt, es entsteht aus vorhandenem Wissen oder aus Erinnerungen an früher gesehene Objekte. Meist fällt es schwer, lebhafte bildliche Vorstellungen zu erzeugen, wenn man gleichzeitig wirkliche Objekte aufmerksam ansieht: Bildliches Vorstellen und visuelle Wahrnehmung behindern einander.

Aus diesen einfachen Beobachtungen ergibt sich schon, daß bildliches Vorstellen einerseits mit visueller Wahrnehmung, andererseits mit Gedächtnisfunktionen zusammenhängt.

Der Zusammenhang zwischen Hirnfunktion und psychischen Phänomenen ist ein indirekter: Im Gehirn sind die Mechanismen lokalisiert, die die Phänomene erzeugen. Um die Frage nach den neurologischen Grundlagen psychischer Phänomene sinnvoll stellen zu können, muß man sich zunächst über die psychologischen Mechanismen klar werden, die ihnen zugrunde liegen.

Im folgenden sollen psychologische Theorien soweit erläutert werden, daß daraus Hypothesen zur neurologischen Grundlage bildlicher Vorstellungen abgeleitet werden können. Es werden zunächst psychologische Theorien des Gedächtnisses und der visuellen Wahrnehmung dargestellt und festgehalten, was über die neurologischen Grundlagen dieser Funktionen bekannt ist. Dann werden psychologische Mechanismen diskutiert, die bildliches Vorstellen mit Gedächtnisfunktionen und visueller Wahrnehmung verbinden.

Psychologie des Gedächtnisses

Baddeley schreibt zur Definition des Gedächtnisses: " Das Gedächtnis ist die Fähigkeit, Informationen zu speichern und abzurufen. ...Im Gegensatz zu Herz oder Leber ist das Gedächtnis keine organische Einzelfunktion. Es besteht aus vielen komplexen und untereinander verbundenen Systemen, die verschiedenen Zwecken dienen und sich sehr unterschiedlich verhalten. Die einzige Funktion, die all diese Systeme gemeinsam haben, ist die Speicherung von Informationen für den zukünftigen Gebrauch. Wenn man also sagt, daß jeder Mensch ein Gedächtnis hat, ist das ungenau: Der Mensch hat viele Gedächtnisse." (1986b S.13).

Im folgenden soll eine Unterteilung von Gedächtnisfunktionen skizziert werden, die es erlaubt, die Zusammenhänge zwischen bildlichen Vorstellungen und Gedächtnis zu systematisieren (siehe Baddeley 1986a, 1986b, Eysenck 1985, Squire 1982).

Als *Arbeitsgedächtnis* bezeichnet man allgemein "ein System für die vorübergehende Speicherung und Manipulation von Information während der Durchführung einer Reihe von kognitiven Aufgaben, wie Verstehen, Lernen und Nachdenken " (Baddeley 1986a). Das Halten einer Information im Arbeitsgedächtnis ist ein aktiver Prozeß, der Aufmerksamkeit erfordert. Die Kapazität des Arbeitsgedächtnis ist sehr beschränkt (sie entspricht wahrscheinlich den "magischen 7 ± 2" Informationen, die nach einmaligem Hören sofort wiederholt werden können), die Information im Arbeitsgedächtnis wird als aktuell bewußt erlebt. Baddeley hat ein spezifisches Modell des Arbeitsgedächtnisses entwickelt, das mindestens drei Komponenten annimmt: Eine zentrale Kontrolle und mindestens zwei "Sklavensysteme", nämlich eine artikulatorische Schleife und einen visuospatialen Skizzenblock. Die zentrale Kontrolle aktiviert, überwacht und regelt die Tätigkeit der Sklavensysteme. Sie ist eine Funktion der gerichteten Aufmerksamkeit und ihre Tätigkeit ist eng an das Erleben der bewußten und gezielten Steuerung von Denken und Handeln geknüpft, während sie für automatisierte kognitive Leistungen und Handlungen kaum benötigt wird (siehe hiezu auch Shallice 1972, 1982, Norman and Shallice 1986). Im Zusammenhang mit bildlichen Vorstellungen ist von den Sklavensystemen vor allem der visuospatiale Skizzenblock interessant: In ihm wird räumliche Information festgehalten, wobei es vermutlich gleichgültig ist, ob diese Information visuellen, motorischen oder taktilen Wahrnehmungen entspringt. Auch "intern" erzeugte räumliche Informationen, also bildliche Vorstellungen, werden auf diesem Skizzenblock aufgezeichnet (Baddeley et al. 1975, Baddeley 1986a).

Das *episodische Gedächtnis* enthält Wissen über einzelne, zeitlich bestimmte Ereignisse, die in Bezug zur Autobiographie organisiert sind. Inhalt des episodischen Gedächtnisses ist also zum Beispiel, was man heute zu Mittag gegessen hat. Auch das Merken und Wiederholen von Wortlisten ist eine typische Leistung des episodischen Gedächtnisses: Die Wörter sind ja als solche von vornherein bekannt, es geht darum, zu erinnern, welche davon zum jetzigen Zeitpunkt vom Untersucher vorgesagt wurden.

Im *semantischen Gedächtnis* ist universelles Wissen gespeichert, das ohne direkten Bezug zur Autobiographie gültig ist. Meist kann man auch gar nicht mehr angeben, wann und in welchem autobiographischen Zusammenhang man es erworben hat. Das semantische Gedächtnis hat einen engen Bezug zur Sprache, nicht nur, weil große Teile davon über sprachliche Vermittlung erlernt werden, sondern auch, weil es eine Grundlage sinnvoller sprachlicher Kommunikation ist. Einerseits enthält es Wissen über die Bedeutung von Worten und Sätzen, also über ihre Beziehung zu den Dingen der Welt, andererseits Wissen über die Welt, das wiederum zu einem großen Teil durch Sprache erworben wurde.

Zwischen episodischem und semantischem Gedächtnis findet ein stetiger Austausch von Information statt: In der Richtung vom episodischen zum semantischen Gedächtnis ist diese Feststellung eher banal: Ein Kind, das zum ersten Mal einen Pinguin sieht, wird sein Wissen über diesen Vogel zunächst gemeinsam mit anderen Umständen des Tiergartenbesuchs als Teil eines einmaligen Ereignisses erinnern. Später, und wenn es wiederholt mit gleichartiger Information versorgt wurde, wird das Wissen über den Pinguin zum allgemeinen Wissen, das seinen Bezug zu den Umständen seines ersten Erwerbs verliert. Umgekehrt - und im Zusammenhang mit den Wirkungen bildlicher Vorstellungen auf das episodische Gedächtnis wichtiger - beruht aber auch die Funktion des episodischen Gedächtnisses wesentlich auf Informationen aus dem se-

4

mantischen Gedächtnis. Eine Liste sinnvoller Worte ist weit leichter zu merken als eine aus sinnlosen Pseudoworten: Offensichtlich speichert das episodische Gedächtnis eher die Bedeutung des Wortes als seine akustische Form. Das episodische Gedächtnis ist nicht wie ein Film oder Tonband, die "eins zu eins" und in genauer zeitlicher Ordnung alles aufzeichnen, was wahrgenommen wird, sondern es interpretiert und organisiert die Inhalte nach ihrer Bedeutung und baut dabei auf dem semantischen Gedächtnis auf.

Beiden, episodischem und semantischem Gedächtnis ist gemeinsam, daß ihre Inhalte im allgemeinen direkt dem Bewußtsein zugänglich sind und relativ leicht verbalisiert werden können. Nach dieser Eigenschaften werden sie auch als *deklaratives Gedächtnis* dem *prozeduralen Gedächtnis* gegenübergestellt (siehe z.B. Squire 1982). Man könnte sagen, daß das deklarative Gedächtnis Wissen und das prozedurale Fertigkeiten enthält. Ein einfaches Experiment von Annet (1982, 1985) demonstriert diese Unterscheidung: Annet bat Probanden, zu erklären, wie sie sich die Schuhbänder binden. Diese Aufgabe erfordert etliches Nachdenken, während das tatsächliche Knüpfen von Schuhbändern ohne besondere Aufmerksamkeit und ohne Nachdenken tagtäglich durchgeführt wird. Das Wissen um das richtige Knüpfen von Schuhbändern ist im prozeduralen Gedächtnis gespeichert, sein Abruf erfolgt üblicherweise automatisch über die Steuerung der entsprechenden motorischen Aktion. Um dieses Wissen als "Wissen von den Dingen der Welt" aus dem deklarativen Gedächtnis abzurufen, ist Aufmerksamkeit und geistige Anstrengung nötig. Die Probanden lösten die Aufgabe, indem sie sich vorstellten, die Schuhbänder zu knüpfen und den Ablauf der vorgestellten Aktion beobachteten und beschrieben.

Neurologische Grundlagen der Gedächtnisfunktionen

Shallice (1982, Norman and Shallice 1986) und Baddeley (1986a) nehmen an, daß die zentrale Kontrolle des Arbeitsgedächtnisses eine Funktion des Frontallappens, genauer der präfrontalen Rinde, ist. Die Möglichkeit, daß der visuospatiale Skizzenblock eine Funktion visueller Rindenfelder ist, wird im Zusammenhang der Lokalisation bildlicher Vorstellungen diskutiert.

Das neurologische Krankheitsbild des amnestischen Syndroms ist durch einen kompletten Ausfall des episodischen Gedächtnisses gekennzeichnet. Patienten mit diesem Syndrom sind wach und aufmerksam, ihre Sprache ist unauffällig, in üblichen Intelligenztesten erzielen sie normale Resultate, sie können auch unmittelbar nach Präsentation 7 ± 2 unverbundene Informationen, z. B. Ziffern, wiederholen, aber sie vergessen innerhalb von Minuten alles: Wortlisten, die sie sich merken sollen, ebenso wie das Gesicht des Untersuchers und die bloße Tatsache, daß eine Untersuchung stattgefunden hat (Milner 1968). Dieses Syndrom setzt immer beidseitige Läsionen voraus, die entweder den unteren Schläfenlappen, insbesondere die Hippocampusformation, betreffen (Milner 1968, Lhermitte und Signoret 1962, Horel 1978), oder aber diencephale Strukturen, nämlich die Corpora mamillaria an der Basis des Gehirns oder den Thalamus (von Cramon und Eilert 1979 , McEntee et al. 1976, Schott et al. 1980). Bei einseitigen Läsionen des unteren Temporallappens oder des Thalamus werden materialspezifische Störungen des episodischen Gedächtnis beobachtet: Bei linkshirnigen Läsionen ist das Merken von verbalem Material, bei rechtshirnigen das von visueller Information gestört (Milner 1971 , Jones Gotman 1974, 1979, Squire und Moore 1979). Vorübergehende global amnestische Syndrome wurden nach einseitig linkshirnigen (Caplan und Hedley-White 1974, Geschwind und Fusillo 1966, Goldenberg et al 1983, Mohr et al. 1971), aber nie nach rechtshirnigen Läsionen beobachtet.

Die Auffassung, daß bei diesen Patienten das semantische Gedächtnis erhalten ist, stützt sich darauf, daß die Patienten früher erworbenes Wissen behalten haben und daher auch zum Beispiel Intelligenztests normal bewältigen können. Eine nähere Prüfung zeigt aber, daß die Dissoziation zwischen episodischem und semantischem Gedächtnis weniger klar ist: Jene Patienten, meist mit bitemporalen Läsionen, bei denen das semantische Gedächtnis tatsächlich völlig ungestört ist, haben für die Zeit vor der Erkrankung auch eine korrekte autobiographische Erinnerung, insofern ist also für den Zeitraum, in dem sie ihr semantisches Wissen erworben haben, auch das episodische Gedächtnis intakt, andererseits sind sie unfähig, neue semantische Information zu lernen (Milner 1968). Bei den Patienten mit diencephalen Läsionen ist hingegen das autobiographische Gedächtnis auch für Episoden vor der Erkrankung gestört, aber genauere Untersuchungen zeigen, daß sie auch Wissenslücken für früher erworbene semantische Informationen aufweisen (Zola Morgan et al. 1983, Butters 1985).

Besonders ausgeprägte Störungen des semantischen Gedächtnisses finden sich bei der Alzheimer Demenz (Storandt et al. 1984), bei der aber immer auch die Merkfähigkeit für neue Informationen reduziert ist. Bei dieser Krankheit besteht ein diffuser Untergang der Hirnrinde, der besonders die Temporal- und Parietallappen betrifft. Eine ziemlich isolierte Störung des semantischen Aspekts der Sprache ist die amnestischen Aphasie (Poeck et al. 1974, Lhermitte und Dérouesné 1976). Die Patienten haben sowohl beim Benennen von Gegenständen als auch in der Spontansprache Schwierigkeiten, das richtige Wort zu finden, während Syntax und phonematische Struktur der Sprache erhalten sind. Allerdings findet sich bei diesen Patienten meist auch eine herabgesetzte Merkfähigkeit für Wortlisten, also eine Störung des verbalen episodischen Gedächtnisses (Lecours und Lhermitte 1979). Der lokalisatorische Wert dieses Syndroms ist gering, es kann als Restzustand nach anderen Aphasien und bei Läsionen in der ganzen linken Hemisphäre auftreten. Immerhin zeigt aber die klinische Erfahrung, daß Wortfindungsstörungen eher an postzentrale Läsionen des Temporal- und Parietallappens als an Läsionen der frontalen Sprachregion gebunden sind (Poeck et al. 1974, Lhermitte und Dérouesné 1976, Gloning et al. 1963). Fallbeschreibungen, die bei Patienten mit temporalen Läsionen eine selektive Störungen nur einzelner Aspekte des semantischen Gedächtnis beobachteten, werden im Kapitel über bildliche Vorstellungen im semantischen Gedächtnis besprochen werden.

Bei Patienten mit Läsionen des linken unteren Parietallappens - der an die temporale Wernicke-Sprachregion anschließt - beobachtet man manchmal eine semantische Sprachstörung, die weniger den Abruf einzelner Worte als den Bedeutungszusammenhang des Diskurses betrifft (siehe auch Luria 1980, S.177: "Semantische Aphasie"). Im folgenden die Mitschrift des Versuchs eines Patienten mit einem links parietalen Tumor, das Märchen vom Rotkäppchen zu erzählen. Der Patient war dabei wach und aufmerksam, sein Verhalten der Situation angepaßt und selbstkritisch :

Patient: "Der böse Wolf kam in den Wald und..jetzt ist der Faden weg". Untersucher: "Der Jäger..". Patient: "Der Jäger kam in den Wald und hatte lange Zähne, und die Zähne, die er beim Trinken..da pumperts." Untersucher: "Was wollten Sie mir erzählen?" Patient: "Daß das böse Geißlein die sieben Geißlein verschluckte und sie wieder ausspuckte, weil sie ungenießbar waren." Untersucher: "Und das Rotkäppchen?" Patient: "Das Rotkäppchen ging in den Wald, um sich zu vergnügen. Da kam der böse Jäger und holte es vor die Flinte." Ein Versuch, Ereignisse aus seiner Autobiographie frei zu schildern, führte zu einem ähnlich katastrophalen Ergebnis, wobei aber die Ereignisse seit Beginn der Erkrankung noch besser wiedergegeben wurden als lange zurückliegende Erlebnisse.

Möglicherweise hat der linke unteren Parietallappen eine zentrale Funktion in der Organisation des Zusammenhangs der Inhalte des deklarativen Gedächtnisses. Es findet sich aber keine klare Trennung der neurologischen Grundlagen von semantischem und episodischem Gedächtnis. In beiden hat die linke Hemisphäre eine prominente Rolle gegenüber der rechten.

Dissoziationen zwischen deklarativem und prozeduralem Gedächtnis sind in der klinischen Beobachtung weit eindrucksvoller als die zwischen episodischem und semantischem Gedächtnis. Bei den Patienten mit amnestischem Syndrom sind nicht nur früher erworbene Fertigkeiten erhalten, sie sind auch fähig, neue Fertigkeiten zu erlernen. Sie beherrschen dann diese Fertigkeiten, aber typischerweise erinnern sie sich nicht, wann und unter welchen Umständen sie sie erlernt haben. Das kann soweit gehen, daß sie bei späteren Prüfungen negieren, die Fertigkeit je zuvor geübt zu haben oder auch nur das Testmaterial, mit dem sie die Fertigkeit erworben haben, schon gesehen zu haben. Ungestörtes prozedurales Lernen bei amnestischen Patienten wurde für motorische Fertigkeiten (Verfolgen eines Rotors, Schreiben in Spiegelschrift), für visuoperzeptive und visuospatiale Leistungen (Lesen von Spiegelschrift, Erkennen fragmentierter Buchstaben, Zusammensetzen von Puzzles), verbale Präferenzen (Buchstabieren von Homophonen), und selbst für das Erlernen kognitiver Strategien (Lösung des Denkspiels "Turm von Hanoi") demonstriert (siehe Baddeley 1982, 1986c, Squire 1982, Milner 1968, Warrington und Weisskrantz 1970, Cohen und Squire 1980).

Andererseits führen etliche neuropsychologische Syndrome zum Verlust erlernter Fertigkeiten und können daher als Störungen des prozeduralen Gedächtnisses aufgefaßt werden. So zerstört die Aphasie, die beim Rechtshänder durch Läsionen der perisylvischen Anteile des Frontal-, Temporal- oder Parietallappens der linken Hemisphäre verursacht wird, nicht nur das Wissen um die Bedeutung der Worte, sondern auch die Fähigkeit, phonematisch und syntaktisch regelrechte Sprache zu bilden. Ein weiteres Symptom linkshirniger Schädigungen ist die ideomotorische Apraxie, bei der die Patienten Bewegungen der Gliedmaßen oder des Gesichts falsch ausführen: Wenn der Patient zeigen soll, wie man schwört, macht er eine Faust. Es kommt vor, daß er die Ausführung der Geste verbal richtig erklärt, während die Hand weiter falsche Bewegungen macht. Das Imitieren von Bewegungen gelingt meist wenig besser als ihre Durchführung auf verbale Aufforderung. Der motorische Bewegungsplan ist entweder zerstört oder der bewußten Kontrolle entzogen. (Liepmann 1908, Geschwind 1975, Poeck 1982). Die verantwortlichen Läsionen betreffen vor allem den Parietallappen und seine Verbindung zum prämotorischen Teil des Frontallappens (De Renzi et al. 1983, Basso et al. 1980, Kertesz und Ferro 1984).

Läsionen der rechten Hemisphäre beeinträchtigen vorwiegend visuospatiale und visuokonstruktive Fähigkeiten. Diese Störungen werden unter dem Begriff der konstruktiven Apraxie zusammengefaßt. Zeichnungen der Patienten sind grob entstellt, und sie sind nicht fähig, geometrische Figuren aus Einzelteilen zusammenzusetzen. Sie versagen oft bereits bei scheinbar einfachen visuospatialen Aufgaben wie dem Vergleich von Winkeln oder der Lage von Punkten (De Renzi 1982, Gloning 1965, Benton et al. 1983, Lezak 1983). Erfahrungsgemäß finden sich die ausgeprägtesten Störungen bei parietalen Läsionen (Villa et al. 1986). Patienten mit Läsionen des posterioren Anteils der rechten Hemisphäre sind auch in visuoperzeptiven Leistungen, wie dem Erkennen fragmentierter und maskierter Figuren oder der Zuordnung von Objekten, die unter verschiedenen Blickwinkeln aufgenommen sind, stärker beeinträchtigt als solche mit entsprechenden Läsionen der linken Heimsphäre (Benton und Van Allen 1968, De Renzi et al. 1969, Milner 1968b, Warrington 1985).

Neuropsychologie der visuellen Wahrnehmung

Die durch die Retina aufgenommene optische Information wird über die Sehbahn zunächst zum Corpus geniculatum laterale und dann zur primären Sehrinde an der Medialseite des Okzipitallappens geleitet, wobei die beiden Gesichtsfeldhälften getrennt in die primäre Sehrinde der jeweils gegenüberliegende Hemisphäre projiziert werden. Das Erkennen von Gegenständen, Farben, räumlichen Beziehungen erfordert aber, daß die Information in sekundär visuellen Rindenfeldern weiter bearbeitet wird. Diese finden sich in Anschluß an die primäre Sehrinde einerseits an der Unterseite des Gehirns im Übergang des Okzipitallappens zum unteren Temporallappen, andererseits an der Konvexität des Gehirns im Übergang zum Parietallappen.

Die folgende Darstellung der Stufen der visuellen Informationsverarbeitung orientiert sich in großen Teilen an Marr's Theorie des Objekterkennens (Marr 1982, Bruce und Green 1985), darüberhinaus verwertet sie neuropsychologische Befunde über Dissoziationen zwischen verschiedenen Aspekten der Bildanalyse (Hoff et al. 1962 , Meadows 1974 , Mishkin et al. 1983 , Zeki 1978 , Zihl et al. 1983).

Die erste Stufe der Bildanalyse besteht in der Umsetzung der Helligkeitsunterschiede des Sehbildes in Linien, Balken und Endpunkte, die zusammen eine "rohe Primärskizze" des Sehbildes formen. Dieser Prozeß findet vermutlich noch in der Sehrinde und in unmittelbar angrenzenden okzipitalen Rindenfeldern statt. Die Weiterverarbeitung der Primärskizze erfolgt parallel in mehreren anatomisch getrennten Abschnitten der sekundär visuellen Rindenfelder.

Mehrere Arten von Analysen müssen durchgeführt werden, um eine vollständige Beschreibung des Sehbildes zu erzielen:

Aus der rohen Primärskizze müssen die Konturen von Objekten und relevanten Details extrahiert und differenziert werden. Dies könnte so geschehen, daß Punkten, kurzen Linien und den Endpunkten langer Linien "Platzmarken" zugeordnet werden, die dann nach vorgegebenen Regeln zu kombinierten Elementen und zu Konturen zusammengefaßt werden. Diese Regeln dürften weitgehend mit von der Gestaltpsychologie beschriebenen Gesetzen der

Organisation bildicher Wahrnehmung übereinstimmen, wie etwa, daß nahe zusammenliegende Elemente und solche mit gleicher interner Struktur zu durchgängigen Konturen zusammengefaßt werden, und daß einander schneidende kontinuierliche Linien gegenüber solchen mit abrupten Biegungen bevorzugt werden. Aus diesem Prozeß resultiert die endgültige Primärskizze, die die Konturen aller Objekte und Details enthält, aber keinen Zusammenhang zwischen ihnen herstellt. Um sie in zusammenhängende Objekte und Details aufzugliedern, ist Information über räumliche Tiefe und Bewegung nötig.

Die Analyse der räumlichen Tiefe der einzelnen Elemente des Sehbildes stützt sich wahrscheinlich nur zum geringen Teil auf die Divergenz der korrespondierenden Netzhautbilder beim beidäugigen Sehen. Davon kann man sich leicht überzeugen, indem man ein Auge schließt: Man kann trotzdem erkennen, was im Raum vorne und hinten ist. Wichtiger sind die Regeln der perspektivischen Projektion: Entfernte Objekte sind kleiner, parallele Linien konvergieren, wenn sie sich vom Beobachter entfernen, und wenn die Augen in ausreichender Höhe sind, steigt der Boden zum Horizont hin an. Bei großer räumlicher Tiefe kann auch die Luftperspektive verwertet werden: Gegenstände im Hintergrund sind blasser und verschwommen. Die Analyse der räumlichen Beziehungen hat zwei Aspekte. Einerseits ist sie notwendig, um die räumliche Form und Ausdehnung einzelner dreidimensionaler Objekte zu erfassen, andererseits gibt sie Auskunft über die Lage der Objekte relativ zum Betrachter. Für das Erkennen von Objekten ist nur der erste Aspekt von Interesse. Es wird noch ausgeführt werden, daß der zweite Aspekt unabhängig davon in anderen Abschnitten der sekundär visuellen Rinde bearbeitet wird.

Die Analyse von Bewegungen stellt das Problem, daß auch Bewegungen des Auges zu einer Verschiebung des Netzhautbildes führen, die aber unter physiologischen Bedingungen von Bewegungen der Umwelt unterschieden und nicht als Bewegung des Sehbildes empfunden wird. Auf einen möglichen Mechanismus dafür wird noch kurz in der Diskussion motorischer Vorstellungen eingegangen werden. Auch die Analyse von Bewegungen trägt zum Erkennen einzelner Objekte bei: Alle Teile eines Objektes bewegen sich gemeinsam, dadurch kann ein Objekt von einem anderen oder dem Hintergrund abgegrenzt werden. Bewegungslosigkeit ist daher ein Prinzip der Tarnung im Tierreich und beim Militär. Die Richtung und Geschwindigkeit der Bewegung ist aber für das Erkennen von Objekten wenig relevant und wird in anderen Rindenfeldern analysiert.

Das Resultat dieser Analysen ist eine "zweieinhalb-dimensionale Skizze". In ihr ist das Sehbild in einzelne Objekte und Hintergrund gegliedert. Die Skizze enthält eine Beschreibung der räumlichen Struktur der Objekte so, wie sie aus der Perspektive des Betrachters erscheinen. Marr nennt die Skizze "zweieinhalb-dimensional", weil sie zwar die räumliche Orientierung der Oberflächen der einzelnen Objekte wiedergibt, aber keine genauen Angaben über die Abstände zwischen den Objekten und über ihre Position im Raum macht. Marr konnte an Hand von Computermodellen plausibel machen, daß die Bildanalyse bis zu dieser Stufe ohne vorheriges Wissen über das Aussehen der Objekte ablaufen kann. Sie setzt allerdings eine Reihe von Regeln und Annahmen über das Aussehen der Welt voraus, wie zum Beispiel die Regeln der perspektivischen Projektion, oder die Annahme, daß Objektgrenzen kontinuierlich sind, und daß, was sich gemeinsam bewegt, ein einheitliches Objekt ist. Diese Regeln gelten aber für alle Menschen und Tiere, es ist also plausibel, anzunehmen, daß sie angeboren sind und in sehr früher Kindheit ausgeformt werden. Beim erwachsenen Menschen sind sie biologisch determiniert und können durch Erfahrung und Lernen nicht mehr beeinflußt werden. Der Effekt optischer Täuschungen und "unmöglicher" Bilder beruht wahrscheinlich oft darauf, daß auf sie diese Regeln oder Annahmen nicht zutreffen. Das Wissen darüber schützt aber nicht davor, der Täuschung jedesmal wieder zu erliegen und von den unmöglichen Bildern immer wieder irritiert zu werden. Die Regeln und Annahmen können auch durch Introspektion nicht bewußt gemacht werden. So nimmt die Theorie an, daß die Regeln der perspektivischen Projektion in allen Menschen im Gehirn gespeichert sind. Trotzdem muß perspektivisches Zeichnen erst erlernt werden.

Die biologische Determiniertheit und prinzipielle Unzugänglichkeit ("kognitive Abkapselung", Fodor 1983) unterscheidet die beschriebene "perzeptive" Stufe der Bildanalyse von den visoperzeptiven Fähigkeiten, die zuvor als Bestandteil des prozeduralen Gedächtnis erwähnt wurden. Auch über die Inhalte des prozeduralen Gedächtnis ist das deklarative Wissen beschränkt und es kann - wie im Falle der amnestischen Patienten - sogar ganz fehlen. Sie sind aber insofern kognitiv zugänglich, als sie zumindest durch Erfahrung und praktisches Lernen, wenn nicht durch verbale Instruktionen, erworben und verändert werden können.

Das Erkennen eines Objektes, das heißt seine Zuordnung zum Wissen im semantischen Gedächtnis, könnte so vor sich gehen, daß eine Beschreibung der räumlichen Struktur des Objektes mit einem geordnetem Katalog von Strukturbeschreibungen im semantischen Gedächtnis verglichen wird. Damit das Objekt unabhängig vom Blickwinkel und anderen Zufälligkeiten der aktuellen Wahrnehmung erkannt werden kann, muß die Strukturbeschreibung "objektzentriert" sein, das heißt, sie muß die konstanten räumlichen Verhältnisse innerhalb des Objektes beschreiben, und nicht ihr Erscheinungsbild in der jeweiligen Perspektive. Es ergeben sich also zwei Probleme für die Strukturbeschreibung: Erstens sollte sie, um effizientes Suchen im Lexikon zu ermöglichen, nach systematischen und allgemeingültigen Gesichtspunkten erfolgen, zweitens muß sie die räumlichen Verhältnisse innerhalb des Objekts aus seiner jeweiligen perspektivischen Erscheinung rekonstruieren.

Marr meint, daß sich die Systematik der Beschreibung auf die Annahme stützen kann, daß die meisten Objekte - besonders lebende - aus Zylindern zusammengesetzt sind. Ein vierfüßiges Tier besteht aus einem Rumpfzylinder, vier Beinzylindern, einem Hals- und einem Kopfzylinder. Einige der Zylinder können weiter in zylindrische Teilstrukturen aufgegliedert werden, der menschliche Arm zum Beispiel in Oberarm, Unterarm und Hand, die Hand in Handfläche und Finger, die Finger in Grund-, Mittel- und Endglied. Mit einer solchen Annahme könnte ein Computerprogramm zunächst die Silhouette einer Figur erkennen und dann, durch Auswertung des Wechsels von konvexen und konkaven Begrenzungen, die Achsen der Zylinder bestimmen und ihr Verhältnis zueinander beschreiben.

Um die Objektkonstanz in verschiedenen Lagen und Perspektiven des Objektes zu erhalten, muß die Beschreibung des Verhältnisses der Achsen in einem objektzentrierten Koordinatensystem erfolgen. Beim Menschen setzen die Arme immer am kopfseitigen Ende und an der Schmalseite des Rumpfes an, egal ob er aufrecht steht oder liegt und ob er von vorne oder von der Seite gesehen wird. Die Übersetzung des betrachterzentrierten ins objektzentrierte Koordinatensystem könnte eine "mentale Rotation" des Objektes in eine Normallage voraussetzen.

Dieses Modell stellt sicherlich nur einen Ausschnitt aus den Möglichkeiten des Erkennens von Objekten dar, wenn auch einen sehr wesentlichen, nämlich das Erkennen von Lebewesen. Marr argumentiert, daß es - so wie die perzeptive Stufe der Bildanalyse - auf Grund allgemeingültiger und biologisch determinierter Annahmen und ohne erworbenes spezifisches Wissen über das Aussehen der Welt funktionieren kann. Zweifellos sind aber die in dieser Stufe angewandten Fähigkeiten zum Teil im Laufe des Lebens erworben und können durch Übung und Lernen verbessert werden. Es wurde schon erwähnt, daß zum Beispiel das Erkennen von aus ungewöhnlichen Winkeln aufgenommenen Objekten zu den Fähigkeiten des prozeduralen Gedächtnis gehört, die von amnestischen Patienten erlernt werden können. Auch ist das Resultat dieser Stufe der Bildanalyse vom Wissen, den Interessen und den Zielen des Betrachters abhängig, da sich die Analyse auf verschiedene Ebenen der Detailbeschreibung konzentrieren kann. Ein Mensch, dem das Endglied eines Fingers fehlt, kann trotzdem ohne weiteres als solcher erkannt werden, und der Defekt wird erst auffallen, wenn die Aufmerksamkeit auf die Hand gelenkt wird.

Die Strukturbeschreibungen, mit denen das Objekt verglichen wird, werden im Laufe des Lebens erlernt. Beim Menschen sind bestenfalls einige wenige, biologisch besonders wichtige Strukturbeschreibungen, wie die des menschlichen Gesichts, schon vorhanden, bevor entsprechende Erfahrungen gesammelt und verallgemeinert werden können (Carey 1981). Die Regel, nach der die Beschreibungen gebildet werden, also zum Beispiel die Extraktion relevanter Zylinder und Achsen, könnte allerdings biologisch vorprogrammiert sein.

Zweifellos bilden die Strukturbeschreibungen einen Teil des semantischen Gedächtnisses, also des Wissens über die Welt. Im Abschnitt über das Gedächtnis wurde ausgeführt, daß das semantische Gedächtnis zum deklarativen Gedächtnis gehört, und daß dessen Inhalte im allgemeinen leicht verbalisiert werden können. Wieweit dies auch für die Strukturbeschreibungen zutrifft und welche Mechanismen ihre Verbalisierung gestatten, wird ein zentraler Punkt der Diskussion im letzten Kapitel dieses Buchs sein.

Auf dem beschriebenen Weg der Bildanalyse zum Objekterkennen geht Information über die räumliche Lage und die Bewegung des Objekts relativ zum Beobachter verloren. Sie wird ausgegliedert, um das Erkennen von Objekten unabhängig von ihrer Lage zu ermöglichen. Diese Information ist aber biologisch wichtig: Sie ist Voraussetzung, um zum Beispiel einem Hindernis auszuweichen oder nach einem Objekt zu greifen. Umgekehrt setzen solche motorische Reaktionen auf visuelle Wahrnehmungen nicht unbedingt voraus, daß das Objekt identifiziert wird. Die Identifikation kann sogar hinderlich sein, wenn sie der Reaktion vorgeschaltet ist und sie daher verzögert. Es ist also biologisch plausibel, daß Information über die relative Lage eines Objekts unabhängig von seiner Identifikation und parallel dazu verarbeitet wird.

Neuropsychologisch finden sich tatsächlich Belege für die Existenz zweier visueller Systeme: Das eine läuft an der Unterseite des Gehirns vom Okzipitallappen in den Temporallappen und befaßt sich mit dem Objekterkennen, während das zweite System, das an der Konvexität des Gehirns in den Parietallappen übergeht, die räumliche Lage analysiert (Mishkin et al. 1983). Beim Menschen führen Läsionen des ersten Systems zur Agnosie: Der Patient sieht, aber er erkennt nicht. Dabei lassen sich zwei Formen unterscheiden:

Bei der apperzeptiven Agnosie (Benson und Greenberg 1969, Goldenberg et al. 1985, Hoff et al. 1962, Landis et al. 1982, Luria 1980, Morin et al. 1984) sind die Patienten unfähig, die relevanten Strukturmerkmale eines Bildes zu analysieren. Entsprechend können sie das Bild auch bestenfalls Stück für Stück und ohne Erfassung der wesentlichen Struktur abzeichnen. Einseitig rechtshirnig okzipitotemporale Läsionen können zu einer Störung der Bildanalyse nur im linken Gesichtsfeld führen (Mazzuchi et al. 1985, Tucker und Roeltgen 1983), das Vollbild der apperzeptiven Agnosie entsteht aber nur bei bilateralen Läsionen. Allerdings sind die rechtshirnigen Läsion oft stärker ausgeprägt ist als die der linken Hemisphäre (Hecaen und Lanterri Laura 1983, Warrington 1985).

Bei der assoziativen Agnosie (Ferro und Santos 1984, Gil et al. 1985, Hecaen und Lanteri Laura 1983, Hoff et al. 1962, Lhermitte und Beauvois 1973, Lissauer 1889, Orgass 1982, Poeck 1984, Rubens und Benson 1971) können die Patienten Bilder und Gegenstände korrekt abzeichnen und vergleichen, aber sie erkennen sie nicht. Dabei sind sie manchmal sogar fähig, verschiedene Arten von Darstellungen eines nicht erkannten Objekts als Darstellungen ein und desselben Objekts zu identifizieren. In manchen Fällen handelt es sich um eine reine Störung des verbalen Benennens, also um eine modalitätsspezifische semantische Sprachstörung (Lhermitte und Beauvois 1973, Poeck 1984), in anderen sind die Patienten auch unfähig, den Gebrauch von Gegenständen zu demonstrieren oder Bilder gemäß ihrer Bedeutung in Gruppen zu ordnen, also zum Beispiel Werkzeuge von Blumen zu unterscheiden (Hecaen und Lanterri Laura 1983, Rubens und Benson 1971). Gestört ist also die Zuordnung des struktural korrekt analysierten Objektes zur entsprechenden Beschreibung im semantischen Gedächtnis. Für die Fälle, in denen lediglich die Benennung gestört ist, wäre anzunehmen, daß im semantischen Gedächtnis das System der Strukturbeschreibungen von Objekten keinen Zugang zu den sprachlichen Objektbezeichnungen hat. Die Läsionen sind entweder bilateral oder aber rein linkshirnig im okzipitotemporalen Übergang lokalisiert. Rein linkshirnige Läsionen dürften allerdings nur dann zur assoziativen Agnosie führen, wenn sie den hinteren Balken betreffen und dadurch den Informationsfluß von rechtshirnigen visuellen Rindenfeldern zu den erhaltenen Anteilen des linken Temporallappen unterbrechen.

Die Rindengebiete des okzipitotemporalen Übergangs und der anschließenden Abschnitte des Temporallappens vermitteln offensichtlich dem Übergang zwischen visueller Perzeption und semantischem Gedächtnis, also die zweite Stufe in Marr's Modell des Objekterkennens. Dabei könnte die apperzeptive Agnosie einer Störung der strukturalen Analyse und Beschreibung der zweieinhalbdimensionalen Skizze entsprechen und die assoziative Agnosie einer Unfähigkeit, die korrekte Beschreibung des Bildes einer Beschreibung im semantischen Lexikon zuzuordnen. Die Prominenz linkshirniger Läsionen bei der assoziativen Agnosie korrespondiert mit der Dominanz der linken Hemisphäre für das semantische Gedächtnis, das Überwiegen rechtshirniger Läsionen bei der apperzeptiven Agnosie mit der größeren Kompetenz der rechten Hemisphäre für visuoperzeptive Fähigkeiten (Benton und Van Allen 1968, De Renzi et al. 1969, Milner 1968b, Nebes 1972, Warrington 1985).

Elektrophysiologische Untersuchungen an Affen weisen darauf hin, daß die Farbe von Objekten parallel zu ihrer Form analysiert wird (Zeki 1978, 1981). Tatsächlich können auch beim Menschen umschriebene Läsionen im okzipitotemporalen Übergang zu einer Farbenblindheit im gegenüberliegenden Gesichtsfeld ohne sonstige Störung des Objekterkennens führen (Damasio et al. 1980, Green und Lessel 1977, Hoff et al. 1962, Meadows 1974).

Läsionen im okzipitoparietalen Übergangsgebiet verursachen eine Störung der visuellen Raumwahrnehmung im gegenüberliegenden Gesichtsfeld, die sich darin äußert, daß die Patienten danebengreifen, wenn sie einen gesehenen Gegenstand anfassen wollen. Gibt man ihnen hingegen taktile oder kinästhetische Information über die Lage des Ziels, können sie es korrekt erreichen. (Damasio und Benton 1979, Rondot et al. 1977). Die Störung betrifft also ausschließlich die visuelle Wahrnehmung der räumlichen Lage von Gegenständen und unterscheidet sich dadurch von supramodalen Störungen der Raumwahrnehmung (De Renzi 1982, Gloning 1965, Ratcliff 1982), die auch die räumliche Analyse von taktilen, kinaesthetischen und akustischen Informationen betreffen:

Bei der halbseitigen Aufmerksamkeitsstörung werden Reize aus der der Läsion gegenüberliegenden Raum- und Körperhälfte nicht beachtet. Der Patient versucht gar nicht, Informationen aus dieser Raumhälfte aufzunehmen, die aktive Exploration der Außenwelt und damit auch der optischen Eindrücke weicht zur Seite der Hirnläsion ab (DeRenzi 1982, Poetzl 1927, Weinstein und Friedland 1977). Die halbseitige Vernachlässigung kann jede der Raumhälften betreffen, sie ist aber nach rechtshirnigen Läsionen ausgeprägter und hält länger an als nach solchen der linken Hemisphäre. Ihr Ausmaß hängt stark von der Größe der Läsion ab, doch ist sie am stärksten und dauerhaftesten nach Läsionen des unteren hinteren Parietallappens und des Thalamus (Bisiach et al. 1986, Pötzl 1927).

Auch die Störungen visuospatialer Fähigkeiten, die bereits als selektive Störungen des prozeduralen Gedächtnisses behandelt wurden, beeinträchtigen die Auffassung räumlicher Verhältnisse unabhängig von der Modalität der Wahrnehmung. Sie betreffen immer den gesamten Wahrnehmungsraum, und unterscheiden sich dadurch auch wesentlich von der halbseitigen Aufmerksamkeitsstörung.

Zumindest in der rechten Hemisphäre sind die Rindengebiete, die den drei Arten der Störung der Raumwahrnehmung - Störung der visuellen Raumwahrnehmung, halbseitige Vernachlässigung, Störung visuospatialer Fähigkeiten - zugrundeliegen, eng benachbart und Läsionen des hinteren Parietallappens können alle drei Symptome verursachen. Auch sind die betroffenen Funktionen eng miteinander verkoppelt, sodaß es im Einzelfall schwer sein kann, ihre jeweiligen Störungen zu differenzieren. Es ist aber wichtig, festzuhalten, daß nur die selektiv auf visuelle Wahrnehmungen beschränkte Störung der räumlichen Lokalisation als Störung der visuellen Perzeption aufzufassen ist und auf eine ausschließliche Läsion sekundär visueller Rindengebiete bezogen werden kann.

Bildliche Vorstellungen im semantischen Gedächtnis

Paivios Dual Coding Theorie (1979, 1986) beschäftigt sich hauptsächlich mit der Rolle bildlicher Vorstellungen im Langzeitgedächtnis. Ihre Grundannahme ist, daß Informationen in zwei verschiedenen Arten kodiert und gespeichert werden, nämlich verbal oder nonverbal. Der nonverbale Code soll nicht nur bildliche Repräsentationen umfassen, sondern auch nonverbale akustische Information, wie zum Beispiel Musik. Andererseits sollen sich aber verbales und nonverbales System dadurch unterscheiden, daß das verbale System Information sequentiell darstellt und bearbeitet, während das nonverbale System mehrere Informationen simultan darstellt und bearbeitet. Diese Charakteristik ist eine Beschreibung der Eigenschaften bildlicher Darstellungen, die auf andere Arten nonverbaler Information nicht zutrifft. Wir werden jedenfalls die Ausweitung des nonverbalen Systems auf andere als bildliche Information nicht weiter berücksichtigen.

18

Innerhalb der beiden Systeme sind jeweils deklaratives und prozedurales Gedächtnis vereinigt. Das nonverbale System ist also nicht nur für das Merken von Bildern, sondern auch für visuospatiale und visuoperzeptive Fähigkeiten zuständig. Der Kernpunkt der Dual Coding Theorie ist ihre Auffassung der Struktur des semantischen Gedächtnisses: Darin ist Wissen doppelt repräsentiert, im verbalen Teil als System von Beziehungen zwischen Worten, im nonverbalen Teil als Organisation von Erinnerungsspuren an visuelle Wahrnehmungen. Die Bedeutung eines Wortes besteht einerseits in seiner Beziehung zu anderen Worten, andererseits in seiner Verbindung zu einer entsprechenden bildlichen Repräsentation im nonverbalen System. Das Benennen eines Bildes oder Gegenstand setzt voraus, daß seine Repräsentation im nonverbalen System über eine "referentielle" Verbindung das entsprechende Wort im verbalen System aktiviert. Umgekehrt werden Repräsentationen im nonverbalen System vom verbalen System aus aktiviert, wenn Worte bildliche Vorstellungen erwecken.

Da das nonverbale System Erinnerungsspuren visueller Wahrnehmungen enthält, ist zur Erzeugung einer wahrnehmungsartigen bildlichen Vorstellung nichts weiter nötig als ihre Aktivierung (siehe auch Hebb 1980). Überhaupt macht es keinen prinzipiellen Unterschied, ob eine bildliche Vorstellung als bewußtes Bild vor dem inneren Auge erlebt wird, oder ob ihre Aktivität nur indirekt aus Parametern der Gedächtnisleistungen erschlossen werden kann (Paivio 1979, S.441).

In Hinblick auf die Dominanz der linken Hemisphäre für sprachliche, und der rechten Hemisphäre für visuospatiale Leistungen ergibt sich aus der Dual Coding Theorie die neuropsychologische Hypothese, daß das nonverbale System in der rechten Hemisphäre lokalisiert ist (Denis 1983, Ley 1984, Paivio 1979). Diese Hypothese hat für gut 10 Jahre neuropsychologische Forschungen motiviert, konnte aber nicht empirisch belegt werden (siehe Ehrlichman und Barrett 1983). Paivio selbst (1986, Paivio und Te Linde 1982) hat seine Auffassungen von der neurologischen Grundlage bildlicher Vorstellungen daher revidiert: Er nimmt nun an, daß je nach dem verbalen oder nonverbalen Kontext der Aufgabe bildliche Vorstellungen in der linken oder rechten Hemisphäre erzeugt werden. Diese Revision gefährdet freilich den Kern der Dual Coding Theorie, der in der Annahme besteht, daß verbales und nonverbales System getrennt sind und bildliche Vorstellungen nur vom nonverbalen System produziert werden.

Eine andere Theorie der Erzeugung bildlicher Vorstellungen aus Information im semantischen Gedächtnis wurde von Kosslyn (1983, 1987) entwickelt. Kosslyn nimmt an, daß die bildlichen Vorstellungen erst beim Akt des Vorstellens aus Informationen konstruiert werden, die im semantischen Gedächtnis in einem amodalen Code - ähnlich dem digitalen Code eines Computers - gespeichert sind. Die Informationen im semantischen Gedächtnis bestehen einerseits aus Beschreibungen von Bildteilen, andererseits aus Angaben über das Verhältnis der Teile zueinander. Eine ganze Reihe von Teilprozessen sind nötig, um daraus bildliche Vorstellungen zu erzeugen. Diese werden dem "inneren Auge" in einer Matrix dargeboten, die der dargestellten Information Eigenschaften verleiht, als wäre sie als räumlich ausgedehntes Bild auf einem Bildschirm abgebildet. Bei der Inspektion und Bewertung dieses inneren Bildes werden die gleichen Prozesse eingesetzt, die wirklich wahrgenommene Bilder analysieren.

Es ergeben sich aus Kosslyns Theorie zunächst keine Voraussagen für eine durchgängige Spezialisierung einer Hemisphäre für das bildliche Vorstellen. Die heterogenen Informationen, aus denen das Bild konstruiert wird, ebenso wie die Prozessoren, die die Konstruktion durchführen, könnten über beide Hemisphären verteilt sein, wobei nach Meinung Kosslyn's eine Dominanz der linken Hemisphäre für das Zusammensetzen des Bildes aus den Einzelteilen besteht (Kosslyn et al. 1985, Kosslyn 1987).

Die Auffassung, daß die Erzeugung der bildlichen Vorstellung ein konstruktiver Prozess ist, der sowohl von der Speicherung der grundlegenden Information als auch von der Inspektion des Bildes getrennt werden kann, führt zur Erwartung, daß umschriebene Hirnläsionen nur diesen Prozeß der Bilderzeugung oder darin verwickelte Teilprozesse stören können. Es müsste daraus ein selektives Defizit in der Erzeugung bildlicher Vorstellungen resultieren, bei dem das Erkennen wirklicher Bilder ungestört bleibt. Da das Zusammensetzen der Bilder aus ihren Einzelteilen der aufwendigste und daher am ehesten störungsanfällige Teil der Bilderzeugung ist, ist eine selektive Störung der Bilderzeugung eher nach linkshirnigen als nach rechtshirnigen Läsionen zu erwarten (Farah 1984, Farah et al. 1985, Kosslyn et al. 1985). Eine Störung der Mechanismen, die das innere Bild inspizieren, sollte hingegen auch die Inspektion wirklicher Bilder betreffen. Ein Verlust von Information aus dem semantischen Gedächtnis würde das Erkennen von wirklichen Bildern insofern unmöglich machen, als das Wissen über das Aussehen der Dinge der Welt verlorengegangen wäre (Farah 1984).

Bildliche Vorstellungen im Arbeitsgedächtnis

Die bewußte Inspektion einer bildlichen Vorstellung findet im Arbeitsgedächtnis statt. Die Matrix, in der nach Kosslyn die Vorstellungen ihre "quasi-perzeptuellen" Eigenschaften erhalten, entspricht weitgehend dem visuospatialen Skizzenblock in Baddeleys Modell des Arbeitsgedächtnisses. Kosslyn und seine Mitarbeiter nehmen an, daß die Matrix eine Struktur ist, die auch in der visuellen Wahrnehmung aktiv ist (Finke 1980, 1985, 1986, Kosslyn 1987). Die Ähnlichkeit zwischen wirklicher und vorgestellter Wahrnehmung käme durch die gemeinsame neurologische Grundlage zustande. Dieses Argument ist keineswegs zwingend: Die Ähnlichkeit kann ebensogut dadurch zustande kommen, daß Menschen wissen, welche Eigenschaften eine wirkliche visuelle Wahrnehmung hat und ihre bildlichen Vorstellungen ebenso gestalten, ohne daß sie durch biologische Beschränkungen dazu gezwungen sind. Es könnte sich dabei auch um verstecktes oder stilles Wissen ("tacit knowledge" Pylyshin 1981) handeln, von dessen Existenz und Inhalt das deklarative Gedächtnis nichts weiß, so wie bei den Patienten mit amnestischem Syndrom das deklarative Gedächtnis den Erwerb der Fertigkeit vergißt, die das prozedurale Gedächtnis dauerhaft erlernt hat. Nichtsdestoweniger handelt es sich um durch Erfahrung erworbene und veränderliche Information, deren inhaltliche Analyse keine Rückschlüsse auf ihre neurologische Grundlage erlaubt.

Finke (1980, 1985, 1986) konnte allerdings Übereinstimmungen zwischen bildlichem Vorstellen und Wahrnehmen auch für einen Effekt zeigen, von dem es sehr unwahrscheinlich ist, daß die Versuchspersonen ihn aus Erfahrung kennen. Es handelt sich dabei um den McCollough Effekt (McCollough 1965, Skowbo et al. 1975). Wenn Probanden abwechselnd zwei komplementär gefärbte Farbflächen sehen, von denen die eine mit vertikalen, die andere mit horizontalen schwarzen Streifen überzogen ist, und man zeigt ihnen anschließend vertikale und horizontale Streifen auf farblosem Grund, sehen sie den Hintergrund leicht gefärbt, und zwar komplementär zur Farbe, mit der die Streifen zuvor verbunden waren: Wenn eine grüne Fläche vertikal gestreift war und eine rote horizontal, sehen sie den Hintergrund der vertikalen Streifen leicht rot und den der horizontalen grün. Es handelt sich dabei nicht bloß um ein negatives Nachbild der Farbwahrnehmung, denn der Effekt bleibt auch erhalten, wenn die komplementären Flächen abwechselnd an der gleichen Stelle dargeboten werden, sodaß sich ihre Nachbilder überdecken und aufheben.

Weitere Untersuchungen (Überblick bei Skowbo et al. 1975) ergaben, daß der McCollough Effekt nicht nur durch horizontale und vertikale Streifen, sondern auch durch andere entgegengesetzte Formwahrnehmungen ausgelöst werden kann, zum Beispiel durch Streifungen gleicher Richtung, aber stark verschiedener Dichte, oder durch Sägezahnmuster und Kurven, die in entgegengesetzte Richtung weisen. Auch wenn die Probanden eine rote Spirale sehen, die sich nach links dreht, und eine grüne, die sich nach rechts dreht, sehen sie nachher den Hintergrund einer schwarzen Spirale mit der gleichen Drehrichtung in der jeweiligen Komplementärfarbe. Besonders bemerkenswert an dem Effekt ist, daß er meist für etwa einen Tag, in manchen Fällen sogar bis zu einigen Wochen anhält. Sowohl die Vielzahl der Reize, die ihn auslösen als auch seine Dauer sprechen dagegen, ihn ausschließlich durch Adaptations- oder Ermüdungsprozesse perzeptiver Zellen zu erklären. Auch sprechen elektrophysiologische Befunde dafür, daß Farb- und Formwahrnehmung bereits in primär visuellen Rindenfeldern und jedenfalls auf sehr elementaren Stufen des perzeptiven Prozesses getrennt sind (Hubel und Wiesel 1979), sodaß sich innerhalb der visuellen Rindenfelder kaum ein einfaches zelluläres Substrat für die Wechselwirkung zwischen Farbe und Form finden läßt. Eine alternative Erklärung ist daher, daß es sich dabei um einen bedingten Reflex, also eine Grundstufe des Lernens, handelt. Der Mechanismus könnte so laufen, daß während der Präsentation der gestreiften Farbflächen die Assoziation von Richtung und Farbe erlernt wird, und - als Reaktion auf die erlernte Assoziation - bei der neuerlichen Darbietung der Richtung die Reizschwelle der für die assoziierte Farbe empfindlichen Zellen herabgesetzt wird, so daß in der Wahrnehmung nun die Empfindung der Komplementärfarbe überwiegt. Der Effekt bedeutet also wohl, daß farbempfindliche Zellen auf einer eher elementaren Stufe der Perzeption beeinflußt werden, er beinhaltet aber auch die Aktivität höherer Stufen, auf denen bereits assoziatives Lernen möglich ist. Bezüglich der Ebene der Farbwahrnehmung, die beeinflußt wird, ist von Bedeutung, daß der Effekt, wenn er nur mit einem Auge erworben wird, nicht auf das andere Auge überspringt. Die beeinflußten farbempfindlichen Zellen müßten also entweder in der Retina selbst liegen - was eher unwahrscheinlich ist - oder aber im Corpus geniculatum oder der primären Sehrinde, da nur in diesen Arealen die Projektionen der Sehempfindungen beider Augen getrennt lokalisiert sind (Hubel und Wiesel 1979, Bruce und Green 1985). Das Experiment lädt dazu ein, die im vorherigen Abschnitt dieses Buches vertretene Ansicht, daß die perzeptive Stufe der Bildverarbeitung durch Lernen und Erfahrung nicht beeinflußt werden kann, zu modifizieren. Die durch die erlernte Assoziation beeinflußten farbempfindlichen Zellen gehören zweifellos zur perzeptiven Stufe der Bildanalyse. Zwar wird durch den Lernprozeß nicht die Art ihrer Reaktionen geändert - die Adaptation an prolongierte Exposition einer Farbe ist eine physiologische Reaktion - aber es kann diese Reaktion auch in Abwesenheit eines adäquaten Reizes ausgelöst werden. Im Prinzip ist diese Beeinflussung nichts anderes als die Auslösung der Speichelsekretion beim bloßen Anblick von Essen.

Finke ließ Probanden ungemusterte Farbfächen anschauen und forderte sie auf, sich die vertikalen und horizontalen Streifen darauf vorzustellen. Bei der nachfolgenden Präsentation vertikaler und horizontaler schwarzer Streifen erzielte er einen, allerdings sehr schwachen, McCollough Effekt. Wenn hingegen die Probanden schwarze Streifen sahen und sich dazu die Farbe vorstellten, trat kein McCollough Effekt auf. Hätten die Probanden aus Erfahrung gewußt, daß bei der nachfolgenden Präsentation eine Komplementärfarbe gesehen wird, hätten sie zweifellos auch nach dem

Vorstellen der Farbe den Effekt produziert. Verstecktes Wissen kann dieses Experiment also nicht erklären. Welche Schlußfolgerungen man aus ihm für die Lokalisation bildlicher Vorstellungen ziehen kann, wird im letzten Kapitel diskutiert werden.

Genauere Auskünfte über die Zusammenhänge zwischen visueller Wahrnehmung und Vorstellung liefert die Erforschung von Interferenzen zwischen bildlichem Vorstellen und Wahrnehmen. Daß es sich dabei um eine selektive Interferenz handelt, wurde erstmals von Brooks bewiesen (1967, 1968). Versuchspersonen in seinem Experiment hatten zwei Aufgaben: In der visuellen Bedingung sollten sie sich einen aus Balken bestehenden Buchstaben vorstellen und von einem Punkt am linken Balkens aus den Buchstaben im Uhrzeigersinn umkreisen undfür jede Ecke des Buchstabens mit "ja" antworten, wenn sie am oberen oder unteren Rand liegt, und mit "nein", wenn sie dazwischen ist. Für ein "F" ist die korrekte Sequenz "ja, ja, nein, nein, nein, nein, nein, nein, ja, ja". In der akustischen Bedingung wurde ihnen erst ein Satz gesagt und sie sollten dann von jedem Wort des Satzes angeben, ob es ein Hauptwort ist. Für den Satz: "Ein Kaninchen mit Hut hoppelt durch die Wiese" ist die korrekte Sequenz: "nein, ja, nein, ja, nein, nein, nein, ja ". In beiden Fällen mußte der Stimulus im Arbeitsgedächtnis behalten und ausgewertet werden, aber das beteiligte Sklavensystem sollte im ersten Fall der visuospatiale Skizzenblock, im zweiten die artikulatorische Schleife sein. In beiden Bedingungen gab es zwei Arten, die Antwort zu geben: Die Versuchspersonen sagten entweder "ja" und "nein" oder sie zeigten auf die Buchstaben "Y" (yes) und "N", die auf einem Bildschirm verteilt vor ihnen standen. In der visuellen Bedingung ging das Zeigen viel langsamer als das Sprechen, während es in der akustischen Bedingung umgekehrt war.

Ein raffiniertes Experiment von Baddeley zog aber die naheliegende Erklärung, daß bildliche Vorstellung und Wahrnehmung um Speicherplatz in visuellen Rindenfeldern konkurrieren, in Zweifel (Baddeley 1986a): Die visuelle Vorstellungsaufgabe bestand im Merken einer Anordnung von Feldern in einer schachbrettartigen Matrix. Diese Anordnung wurde verbal beschrieben, die Versuchspersonen stellten sie sich bildlich vor, um sie besser merken zu können. In der Kontrollbedingung mußten sie sich eine formal gleichartige verbale Beschreibung merken, deren Inhalt aber nicht visuell vorgestellt werden konnte. Gleichzeitig lösten die Versuchspersonen eine von zwei konkurrierenden Aufgaben: In der visuellen Interferenzbedingung sahen sie auf einem Schirm weißes Licht von zwei verschiedenen Intensitäten und mußten jeweils beim helleren Schein einen Knopf drücken. In der räumlichen Interferenzbedingung hatten sie die Augen verbunden und mußten mit einem Stablampe den Bewegungen eines Pendels folgen, daß einen gleichmäßigen Ton von sich gab, der diskontinuierlich wurde, wenn es vom Schein der Lampe getroffen wurde. Es handelte sich also um eine nichtvisuelle räumliche Aufgabe. Das Ergebnis war eindeutig: Die Gedächtnisleistung für das bildlich vorstellbare Material wurde durch die nichtvisuelle räumliche Interferenzaufgabe deutlich stärker vermindert als durch die visuelle Aufgabe, während die Gedächtnisleistung in der Kontrollbedingung durch die visuelle Interferenz stärker behindert wurde als durch die räumliche. Dieser letztere Aspekt des Resultats ist schwer zu erklären, aber jedenfalls ergibt sich für die Interferenz mit der Vorstellungsaufgabe, daß sie sich auf der Ebene der supramodalen räumlichen Verarbeitung abspielte. Ihr neurologisches Substrat wäre daher am ehesten in der rechten Hemisphäre zu suchen. Sie ist aber kein Beleg für eine Aktivität visueller Rindenfelder in der bildlichen Vorstellung.

In einer weiteren Studie wurde der Einfluß von Augenbewegungen auf dieselbe Vorstellungsaufgabe untersucht. Die Probanden verfolgten mit dem Blick eine einfache Form, die sich über einen Bildschirm bewegte. In der Kontrollbedingung war die zu fixierende Form stationär, aber der Hintergrund bewegte sich, so daß der resultierende visuelle Eindruck in beiden Bedingungen derselbe war. Nur wenn die Augen bewegt wurden, war die Durchführung der Vorstellungsaufgabe behindert. Unwillkürliche Augenbewegungen, die durch Drehen in einem Drehstuhl provoziert wurden, interferierten aber nicht mit der Vorstellungsaufgabe. Das Substrat der Interferenz war daher auf der Ebene der willkürlichen Steuerung der Augenbewegungen zu suchen, nicht in ihrer tatsächlichen Bewegung und auch nicht in der visuellen Wahrnehmung, die ja in beiden Bedingungen die gleiche war. Möglicherweise lag es in der Steuerung der räumlichen Aufmerksamkeit.

Aus diesen beiden Experimenten könnte geschlossen werden,

daß die Interferenz in Brooks' Experiment nicht durch die visuelle Wahrnehmung der Antwortbuchstaben entstand, sondern durch die räumliche Exploration des Schirms, auf dem sie verteilt waren. Ein in Zusammenarbeit mit dem Autor von Steiner und Germadnik (1987) durchgeführtes Experiment zeigte aber, daß die Interferenz in Brooks' Aufgabe auch eine spezifisch visuelle Komponente hatte. Es wurde die visuelle Bedingung der Brooks'schen Aufgabe in zwei Varianten untersucht. In der Buchstabenbedingung hatten die Probanden vor sich einen Bogen, auf dem in senkrechten Kolonnen in unregelmäßiger Folge "J" und "N" stand, in der Farbbedingung einen ebensolchen Bogen, auf dem die "J" durch blaue Felder, die "N" durch gelbe ersetzt waren. Die Vorstellungsaufgabe war gegenüber dem ursprünglichen Experiment geringfügig verändert, um sie etwas schwerer zu machen: Die Probanden sollten sich Blockbuchstaben vorstellen und von jedem Eckpunkt beurteilen, ob er an der äußeren Kontur liegt oder nicht. Dabei sollten sie am linken Rand beginnen und den Buchstaben im Uhrzeigersinn umfahren. Für ein "F" war korrekte Antwortsequenz: "ja, ja, ja, nein, nein, ja, ja, nein, ja, ja". In der Buchstabenbedingung strichen die Probanden in der Reihenfolge der Antworten auf dem Blatt "J" für "ja" und "N" für "nein" aus, in der Farbbedingung für "ja" ein blaues Feld und für "nein" ein gelbes. Obwohl die Farbbedingung eine zusätzliche Übersetzung der Antworten in den Farbcode beinhaltete, waren die Probanden in ihr signifikant schneller als in der Buchstabenbedingung. Da die räumliche Anordnung der richtigen Antworten in beiden Bedingungen identisch war, heißt das, daß die Wahrnehmung von Buchstaben selektiv mit dem Vorstellen von Buchstaben interferierte.

Ein weiteres von Baddeley berichtetes Experiment zeigte ebenfalls, daß bei einer geeigneten Vorstellungsaufgabe auch eine rein visuelle Wahrnehmung mit bildlichen Vorstellen interferieren kann (Logie, im Druck, zitiert bei Baddeley 1986a). Die Vorstellungsaufgabe bestand im Merken von zehn konkreten Worten, wobei die Probanden eine mnemonische Technik anwendeten, die darin besteht, zunächst zu den Ziffern eins bis zehn je ein "Hakenwort" zu lernen, z.B. "Ein ist ein Schwein, zwei ist ein Ei, drei die Polizei, vier ein Klavier..". Wenn sie dann die Wortliste hörten, stellten sie sich zu jedem Wort ein Bild vor, daß den benannten

Gegenstand in Verbindung mit dem entsprechenden Hakenwort zeigte. Wenn das erste Wort "Rose" ist, kann man sich zum Beispiel ein Schwein mit einer Rose im Mund vorstellen. In der Kontrollbedingung lernten die Probanden die Wortliste durch bloßes innerliches Nachsprechen. In der visuellen Ablenkungsbedingung sahen sie während der Gedächtnisaufgabe auf einem Schirm Bilder von Objekten, in der akustischen Ablenkungsbedingung hörten sie die Namen dieser Objekte, die im übrigen keinen Bezug zu den Hakenwörtern oder der Wortliste hatten. Insgesamt war die Merkleistung mit der Hakenwortstrategie deutlich besser als mit innerlichen Nachsprechen (Paivio 1979). Die visuelle Ablenkung störte das Lernen mit der Hakenwortstrategie stärker als das Lernen durch innerliches Nachsprechen, während die akustische Ablenkung den umgekehrten Effekt hatte. Auch die Darbietung von Farbflächen störte die Hakenwortstrategie mehr als das innerliche Nachsprechen, doch war der Effekt deutlich schwächer als der der gleichzeitigen Darbietung von Bildern. In diesen Experimenten war die Interferenz modalitätsspezifisch auf die visuelle Wahrnehmung bezogen.

Baddeley schloß aus den Ergebnissen der Interferenzstudien, daß das Arbeitsgedächtnis nicht nur ein Sklavensystem enthält, in dem bildliche Vorstellungen bearbeitet werden, sondern mindestens zwei: Einen visuellen und einen spatialen Skizzenblock. Darüberhinaus können die Interferenzphänomene nicht ausschließlich auf die Konkurrenz um Speicherplatz im spezifischen Sklavensystem zurückgeführt werden: Es finden sich nämlich schwächere Störeffekte auch von akustischer Wahrnehmung zu visueller Vorstellung und umgekehrt (Segal und Fusello 1970). Die simultane Durchführung zweier Aufgaben, die in fast allen dieser Experimenten gefordert wird, beansprucht die Tätigkeit der zentralen Kontrolle des Arbeitsgedächtnisses. Wenn diese zusätzliche Aktivität der zentralen Kontrolle auf Kosten der Vorstellungsaufgabe geht, bedeutet das, daß die Vorstellungsaufgabe als solche eine Mitwirkung der zentralen Kontrolle benötigte. Wenn man annimmt, daß die zentrale Kontrolle eine Funktion frontaler Hirnregionen ist, ergibt sich die Möglichkeit, daß auch der Frontallappen zum bildlichen Vorstellen beiträgt.

Methodik der eigenen Untersuchungen

Die eigenen Untersuchungen zur Frage der neurologischen Grundlagen bildlicher Vorstellungen bestehen aus drei experimentellen und einer klinischen Studie.

Die experimentellen Studien waren Untersuchungen der regionalen Hirndurchblutung an gesunden Probanden, die Vorstellungsaufgaben durchführten. Die Messung der Hirndurchblutung erfolgte mittels Single Photon Emission Computerized Tomography (SPECT). Dabei wird intravenös ein Isotop appliziert, das im Gehirn für mehrere Stunden gespeichert wird, wobei seine regionale Verteilung proportional zur regionalen Hirndurchblutung ist. Im ersten Experiment war das Isotop 123-J-N-Isopropyl-Amphetamin (Jodamphetamin). Jodamphetamin hat in der verwendeten Dosierung keine pharmakologischen Wirkungen. Nach der intravenösen Injektion dauert es etwa 20 Minuten, bis die zerebrale Aufnahme abgeschlossen ist. Seine Verteilung im Gehirn entspricht einer Summierung der regionalen Hirndurchblutungsmuster während dieser Zeit (Podreka et al. 1984). In den weiteren Experimenten war das Isotop Tc-99-Hexamethylpropylenaminoeoxime (HMPAO), eine von Amersham International entwickelte Substanz. HMPAO hat ebenfalls keine pharmakologischen Wirkungen. Es erreicht eine stabile zerebrale Verteilung bereits 1 bis 2 Minuten nach intravenöser Injektion (Podreka et al. 1987). Für beide Isotope ist es bislang nicht gelungen, die Hirndurchblutung verläßlich zu quantifizieren. Die Messungen repräsentieren daher die relative regionale Verteilung der Hirndurchblutung, lassen aber kein Rückschlüsse auf ihre absolute Höhe zu.

Die SPECT Datengewinnung erfolgt nach dem Prinzip der Computertomographie, das heißt, es wird aus einer Reihe von planaren Projektionen ein Bild der Verteilung des Isotops rekonstruiert. Dabei kann auch die Verteilung in medial und tief gelegenen Hirnstrukturen rekonstruiert werden, die bei der konventionellen Messung durch das oberflächlich gespeicherte Isotops überdeckt wird. Die Datengewinnung erfolgte mit einer rotierenden Doppelkopfszintillationskamera (SIEMENS ZLC37). Das Bild wurde aus 60 Winkelaufnahmen mit 128x128 Bildpunkten im Abstand von

28

3.125 mm rekonstruiert. Einzelheiten des Aufnahme- und Rekonstruktionsverfahren finden sich bei Podreka et al. (1984, 1987). Die räumliche Auflösung des rekonstruierten Bildes ist in Abhängigkeit vom verwendeten Kollimator 14mm (Jodamphetamin-Studien) oder 12 mm (HMPAO-Studien) "Full with Half Maximum".

Für die quantitative Auswertung der Studien wurden vom Autor vier horizontale Schichten von je 21.3 mm (Jodamphetamin) oder 15.7 mm (HMPAO) Dicke ausgewählt und an Hand anatomischer Schemata Regionen eingezeichnet. Abbildung 1.1. zeigt eine Jodamphetaminstudie mit den eingezeichneten Regionen. Die Regionen wurden nach anatomischen Strukturen benannt. Das soll nicht bedeuten, daß sie mit diesen Strukturen identisch sind. Eine solche Genauigkeit kann mit der Methode nicht erzielt werden. Immerhin ist aber anzunehmen, daß die jeweiligen anatomischen Strukturen besonders stark zur Aktivität der bezeichneten Region beitragen. In den HMPAO Studien wurde die "superior-frontale" Region weiter aufgeteilt: Die Anteile in den beiden tieferen Schichten wurden als "anterior-frontal" zusammengefaßt, in der obersten Schicht wurde der mediale Anteil der Region nach hinten verlängert und die Region in einen medialen und einen lateralen Teil aufgeteilt. Der mediale Teil wurde nach der darin enthaltenen supplementär motorischen Area benannt, der laterale als "superior-frontal".

Es wurde das Volumen und die mittlere Aktivitätsrate (counts/pixel) jeder Region registriert. Daraus wurde zunächst die gesamte mittlere Aktivitätsrate aller Regionen berechnet und dann die mittlere Aktivitätsrate jeder Region als Prozentsatz der gesamten mittleren Aktivitätsrate ausgedrückt. Die Division der mittleren Aktivitätsrate aller linkshirnigen Regionen (ohne Zerebellum) durch die mittlere Aktivitätsrate der rechtshirnigen Regionen gab einen Index der Hemisphärenasymmetrie, der ebenfalls in Prozent ausgedrückt wurde. 100 % entsprechen in diesem Index einer kompletten Symmetrie, größere Werte einer höheren Aktivität der linken Hemisphäre.

Das Titelbild zeigt eine Studie, die außerhalb der in den folgenden Kapiteln beschriebenen Experimente durchgeführt wurde. Der Proband lag mit verbundenen und geschlossenen Augen und versuchte, sich möglichst lebhaft bildlich vorzustellen, was immer ihm

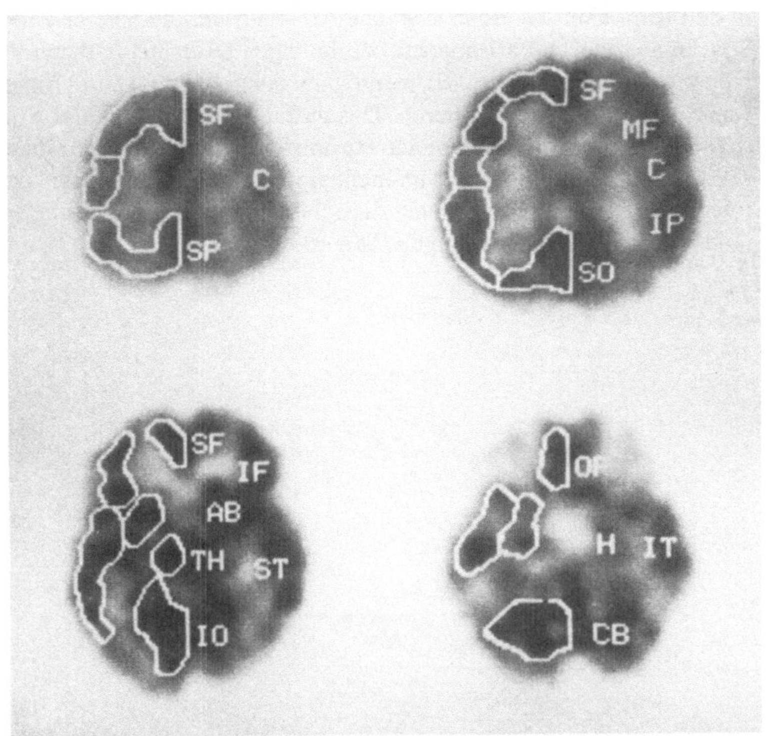

Abbildung 1: *IMP-SPECT Studie eines Probanden in der Ruhebedingung des ersten Experiments. SF = superior-frontal; MF = mediofrontal; IF = inferior-frontal; OF = orbitofrontal; C = central; SP = superior-parietal; IP = inferior-parietal; ST = superior-temporal; IT = inferior-temporal; H = Hippokampus; SO = superior-okzipital; IO = inferior-okzipital; AB = anteriore Basalganglien; TH = Thalamus; CB = Cerebellum; In allen Abbildungen sind die Schichten von oben gesehen, daß heißt, die linke Seite einer Schicht entspricht der linken Seite des Gehirns und umgekehrt*

in den Kopf kam. Es ergab sich eine Art Tagtraum, in dem er einen Spaziergang durch Paris machte, Wohnungen besuchte, in denen er früher gewohnt hatte, etc. Er vermied es dabei, Gedanken in "innerem Sprechen" zu verbalisieren. Das auffälligste Ergebnis der Studie war das lokale Maximum der Hirndurchblutung im linken unteren Okzipitallappen. Im Zusammenhang mit den Ergebnissen der folgenden Experimente ist auch die relativ starke Durchblutung im linken unteren Temporallappens bemerkenswert.

Bildliche Vorstellungen im episodischen Gedächtnis

Listen oder Paare von konkreten Worten sind leichter zu merken als solche von abstrakten Worten. Die Dual Coding Theorie erklärt diesen Unterschied damit, daß die Bedeutung von abstrakten Worten nur in verbalen Assoziationen besteht, während konkrete Worte auch eine nonverbale Bedeutung aktivieren, nämlich die bildliche Vorstellung des bezeichneten Gegenstandes. Beim Merken konkreter Worte werden die bildlichen Vorstellungen zusätzlich zur verbalen Bedeutung gespeichert, und bei der Wiedergabe ist der Zugang zum Wort über zwei Wege - den verbalen oder den bildlichen - möglich, während bei abstrakten Worten nur die verbale Bedeutung zur Erinnerung führt. Konkrete Worte sind vielfach auch reicher an verbalen Assoziationen als abstrakte, aber der Effekt ihrer bildlichen Vorstellbarkeit auf die Gedächtnisleistung ist davon unabhängig, und tritt auch auf, wenn abstrakte und konkrete Worte verglichen werden, die eine gleiche Zahl verbaler Assoziationen erwecken (Paivio 1979).

Paivio nimmt an, daß die Evokation bildlicher Vorstellungen durch konkrete Worte ein automatischer Prozeß ist, der allerdings Zeit braucht und durch sehr rasche Präsentation von Wortlisten unterdrückt werden kann. Der Dual Coding Effekt tritt daher auch auf, wenn die Versuchspersonen nicht instruiert sind, bewußt bildliche Vorstellungen zu bilden. Eine entsprechende Instruktion führt zu einer Verstärkung des Effekts, ohne ihm aber etwas grundsätzlich Neues hinzuzufügen. Diese Annahme wurde durch eine Untersuchung Baddeleys (1975) in Zweifel gezogen. Es wurde der Einfluß einer gleichzeitig durchzuführenden visuospatialen Aufgabe - dem Verfolgen eines Rotors mit einem Lichtgriffel - auf das Memorisieren von Wortpaaren geprüft: Der Vorteil von konkreten Wortpaaren über abstrakte wurde durch die Interferenz nur gestört, wenn das Memorisieren unter bewußter Bildung bildlicher Vorstellungen erfolgte. Baddeley schloß, daß bildliche Vorstellbarkeit als semantische Eigenschaft eines Wortes vom bildlichen Vorstellen als kontrolliertem Prozeß zu unterscheiden ist. Eine alternative Erklärung wäre allerdings, daß die von einzelnen Worten provozierten Vorstellungen nur einzelne Objekte zeigten, und daher durch die räumlich strukturierte Ablenkungsaufgabe nicht behindert wurden (Baddeley 1986a).

Das folgende Experiment hatte zum Ziel, herauszufinden, ob das Merken konkreter Worte andere Hirnregionen aktiviert als das abstrakter Worte, und ob diese Aktivierung automatisch auftritt oder nur, wenn die Versuchspersonen bewußt bildliche Vorstellungen bilden. Da es nicht möglich schien, die abstrakten und konkreten Wortlisten bezüglich ihres Reichtums an verbalen Assoziationen verläßlich anzugleichen, wurde als Kontrollbedingung auch das Memorisieren sinnloser Worte untersucht: Unterschiede, die auf den verschiedenen Gehalt an verbaler Bedeutung zurückgehen, sollten zwischen sinnlosen und sinnvollen Worten stärker unterscheiden als zwischen abstrakten und konkreten.

Experiment 1

Versuchspersonen waren 54 gesunde Freiwillige, die für die Teilnahme bezahlt wurden. Alle waren Rechtshänder.

Die Versuchspersonen lagen und hatten eine Augenbinde, außerdem wurden sie angewiesen, die Augen geschlossen zu halten. Das Isotop Jodamphetamin wurde 5 Minuten nach Versuchsbeginn in eine Vene des linken Arms injiziert. Die Messung der Hirndurchblutung begann 20 Minuten später.

Es wurden 5 Versuchsbedingungen untersucht:

In der *Ruhebedingung* wurden die Versuchpersonen angewiesen, möglichst ruhig und entspannt zu liegen. Sie hatten keinen Schutz gegen Hintergrundgeräusche, doch wurde im Raum während der Untersuchung nicht gesprochen.

In den *Stimulationsbedingungen* hielten die Versuchpersonen ein Lämpchen in der linken Hand. Über Kopfhörer hörten sie von einem Tonband eine Liste von Worten, die mit einem Intervall von je 5 Sekunden gesprochen wurden. Nach einem weiteren Intervall von 30 Sekunden hörten sie neuerlich ein Wort und sollten das Lämpchen aufleuchten lassen, wenn sie meinten, daß dieses Wort in der vorhergehenden Liste enthalten war. Dies war nur für ein

Drittel der Wortlisten der Fall, die unrichtigen Wiederholungen waren aber entweder phonematisch oder - bei sinnvollen Wortlisten - semantisch ähnlich zu einem in der Liste enthaltenen Wort. Wiederum nach 5 Sekunden begann die nächste Wortliste. Diese Aufgabe hatte 4 Varianten:

Phonotaktisch korrekte *sinnlose Worte* wurden durch Vertauschung von Silben und Buchstaben aus wirklichen deutschen Worten abgeleitet. (z.B.: "Riroff, Schramsol, Tressebust, Popnos, Gatilu"). Es wurden 36 Listen von je 8 Worten gegeben.

Abstrakte Worte hatten einen Wert unter 3 auf einer 7-Punkte Skala der bildlichen Vorstellbarkeit deutscher Worte (Mitterndorfer 1978). Es wurden 24 Listen von je 12 Worten gegeben.

Konkrete Worte hatten einen Wert über 6 auf der 7-Punkte Skala. Auch von ihnen wurden 24 Listen zu je 12 Worten gegeben.

Die Häufigkeiten des Vorkommens der abstrakten und konkreten Worte in der Umgangssprache waren annähernd normal verteilt, wenn sie auf eine logarithmisch geordnete Skala der Häufigkeit deutscher Worte (Meier 1978) aufgetragen wurden. Der Anteil hochfrequenter Worte erschien bei den abstrakten Worten etwas höher.Das ist wahrscheinlich darauf zurückzuführen, daß die verwendete Sprachstatistik auf geschriebener Sprache beruht.

Beim Merken der konkreten Worte befolgten die Versuchpersonen eine von zwei Anweisungen:

Konkrete Worte ohne explizite Vorstellungsinstruktion: Vor Versuchsbeginn wurde das Merken einer Probeliste von konkreten Worten geprüft und die Versuchspersonen wurden gefragt, wie sie vorgegangen waren. Eine Versuchsperson hatte bewußt bildliche Vorstellungen gebildet und wurde in dieser Bedingung nicht untersucht. Die anderen hatten entweder versucht, die Worte still zu wiederholen, oder berichteten überhaupt keine bewußte Strategie. Sie wurden angewiesen, es während des Versuchs genauso zu machen. Nach dem Versuch wurden sie nochmals befragt. Eine Versuchsperson hatte sich ab der zweiten Wortliste alle Worte lebhaft bildlich vorgestellt (entsprechend hatte sie auch alle Wiederholungen korrekt erkannt), sie wurde daher der Vorstellungsgruppe zugezählt.

Bildliches Vorstellen: Die Versuchspersonen wurden angewiesen, sich die von den Worten bezeichneten Objekte bildlich vorzustellen und sich ganz auf diese Bilder zu konzentrieren. Es wurde ihnen gesagt, daß sich hintereinander erzeugte Bilder vielleicht zu einem gemeinsamen Bild vereinigen würden, und daß dies eher vorteilhaft sei.

Da es etwa 20 Minuten braucht, bis die zerebrale Verteilung des verwendeten Isotops Jodamphetamin fixiert ist, repräsentieren die SPECT Studien eine Summierung der Hirndurchblutung in allen Stadien des Merkens mehrerer Wortlisten.

3 Studien konnten aus technischen Gründen nicht ausgewertet werden, eine Versuchsperson wurde nachträglich der Vorstellungsbedingung zugeordnet. Es verblieben 18 Versuchspersonen in der Ruhebedingung, je 7 mit sinnlosen Worten und mit konkreten Worten ohne Vorstellungsinstruktion, 8 mit abstrakten Worten und 11 mit der Vorstellungsinstruktion.

Ergebnisse

Tabelle 1 zeigt die Ergebnisse der Gedächtnisaufgabe. Die Ergebnisse für abstrakte Worte und konkrete Worte ohne Vorstellungsinstruktion waren praktisch identisch, während die Anweisung, sich die konkreten Worte bildlich vorzustellen, zu nahezu fehlerlosen Leistungen führte.

Tabelle 2 zeigt die lokale Aktivität der einzelnen Regionen, ausgedrückt in Prozent der durchschnittlichen Aktivität aller Regionen.

Unterschiede in lokalen Aktivitätsraten zwischen den Bedingungen wurden zunächst mit 30 einfaktoriellen Varianzanalysen geprüft. Da bei dieser ersten Untersuchung noch keine expliziten Hypothesen über lokale Aktivierungen vorlagen, wurde Holms Korrektur (1979) angewandt, um die gesamte Irrtumswahrscheinlichkeit unter 0.05 zu halten. Danach ergaben sich signifikante Effekte für beide superior-frontalen Regionen, die linke inferior-frontale und superior-temporale Region - diese Regionen enthalten das Broca und Wernicke Sprachzentrum - und für beide orbitofrontale Regionen. Anschließende Paarvergleiche durch t-Tests, wiederum mit Holms Korrektur, ergaben für die superior-frontalen Regionen signifikante Unterschiede nur zwischen Ruhe und dem bewußten bildlichen Vorstellen. Links superior-temporal war die

Tabelle 1

	Sinnlose Worte(S)		Abstrakte Worte(A)		Konkrete Worte(K)		Bildliches Vorstellen(V)		Paarweise Vergleiche*)
	M	SA	M	SA	M	SA	M	SA	
Richtig positiv	84.4	10.3	73.1	15.0	73.1	8.6	96.9	2.5	V>K,V>A,V>S
Falsch positiv	13.5	6.0	4.4	5.9	4.4	5.9	1.1	6.3	S>V

M: Mittel; SA: Standardabweichung.
*) t-Tests mit Holms Korrektur zu einer Gesamtfehlerwahrscheinlichkeit von 0.05 (p der ANOVA < 0.001).

Aktivität in allen stimulierten Bedingungen mit Ausnahme der konkreten Worte ohne Vorstellungsinstruktion höher als in Ruhe. Links inferior-frontal war nur die Aktivität bei sinnlosen Worte signifikant höher als in Ruhe. Orbitofrontal hatten alle stimulierten Bedingungen außer sinnlosen Worten niedrigere Aktivitäten als die Ruhebedingung. Keine Differenz zwischen stimulierten Bedingungen erreichte das reduzierte Signifikanzniveau.

Die Inspektion der einzelnen SPECT Studien zeigte in einigen Versuchspersonen, die konkrete Worte mit einer Vorstellungsinstruktion memorisiert hatten, besonders hohe Aktivitäten links inferior-okzipital und im linken Frontallappen (siehe Abbildung 2). Links superior-frontal gab zwar nur der Vergleich zur Ruhebedingung einen statistisch verläßlichen Unterschied, doch war die numerische Höhe der Aktivitätsrate bei bewußtem bildlichen Vorstellen deutlich höher als in allen anderen Bedingungen. Die Varianzanalyse des linken mittleren Frontallappens ergab ohne Korrektur für multiple Vergleiche einen p-Wert von 0.0066. Im paarweisen Vergleich unterschied sich die Vorstellungsbedingung von

Tabelle 2

	Ruhe		Sinnlose W.		Abstrakte W.		Konkrete W.		Vorstelle	
	M	SA	M	SA	M	SA	M	SA	M	SA
Superior L	97.3	2.4	100.3	5.0	102.0	3.9	100.6	3.7	104.7	4.
Frontal R	96.7	2.3	101.3	5.6	102.6	4.2	101.7	3.4	102.9	4.
Medio L	95.9	2.6	96.8	5.2	99.8	7.4	99.2	3.9	102.6	4.
Frontal R	101.6	2.7	102.7	6.5	101.5	6.0	105.6	4.7	103.7	5.
Inferior L	103.7	4.2	110.8	4.4	106.8	4.0	103.6	4.2	109.2	5.
Frontal R	107.9	4.2	109.7	6.4	109.5	2.3	104.4	3.3	109.2	6.
Orbito L	111.8	8.5	90.8	23.3	96.0	9.0	90.3	9.3	92.0	15.
Frontal R	110.3	6.9	89.6	24.0	93.3	8.1	94.4	8.7	92.8	13.
Central L	88.6	2.6	81.6	4.6	90.0	5.2	87.8	4.2	88.5	5.
R	91.1	3.4	91.7	6.2	89.4	4.1	88.9	2.9	89.5	4.
Superior L	89.2	4.2	89.9	3.9	94.7	3.5	92.2	3.9	91.6	6.
Parietal R	92.4	3.5	90.6	4.2	97.6	3.6	96.0	4.1	93.5	4.
Inferior L	95.1	4.3	96.9	1.7	101.3	4.1	100.5	4.9	99.3	6.
Parietal R	96.9	3.6	100.2	4.5	101.8	6.9	100.7	3.8	99.0	5.
Superior L	95.6	3.4	104.9	4.2	105.1	6.7	101.2	3.8	103.9	5.
Temporal R	101.2	3.6	107.7	3.6	106.7	3.2	105.4	3.8	105.6	6.
Inferior L	90.0	3.7	88.7	4.3	87.6	8.7	86.3	5.3	87.0	8.
Temporal R	96.8	3.8	91.6	6.8	92.4	5.0	93.4	3.9	89.7	7.
Hippo- L	96.1	5.6	94.0	6.5	88.5	7.8	91.2	3.9	88.0	6.
kampus R	94.3	4.3	88.3	7.8	88.2	5.2	89.9	3.3	84.6	10.
Superior L	104.3	3.5	110.4	6.9	110.9	7.4	103.2	5.3	108.8	4.
Occipital R	110.7	3.7	110.1	8.5	109.5	6.3	105.3	5.1	109.2	3.
Inferior L	102.8	3.6	105.0	7.2	102.4	5.6	102.1	7.3	106.0	7.
Occipital R	101.9	4.2	102.6	8.2	103.2	5.7	98.3	3.9	99.7	6.
Basal L	108.9	3.5	108.9	9.0	108.5	8.5	113.0	5.1	113.0	5.
Ganglien R	103.6	4.6	103.7	5.3	103.1	7.8	110.0	6.7	108.9	7.
Thalamus L	110.0	3.1	111.8	7.4	102.5	7.2	109.7	6.1	107.9	6.
R	108.9	4.8	107.0	5.7	102.8	5.6	108.7	6.3	107.3	6.
Cere- L	100.0	3.2	104.2	4.7	100.9	7.9	106.7	7.5	103.7	7.
bellum R	100.0	2.9	102.3	4.3	102.2	6.1	104.6	6.0	99.3	9.
Links/Rechts	98.6	1.6	100.2	1.4	99.6	2.0	98.4	2.2	100.8	1.

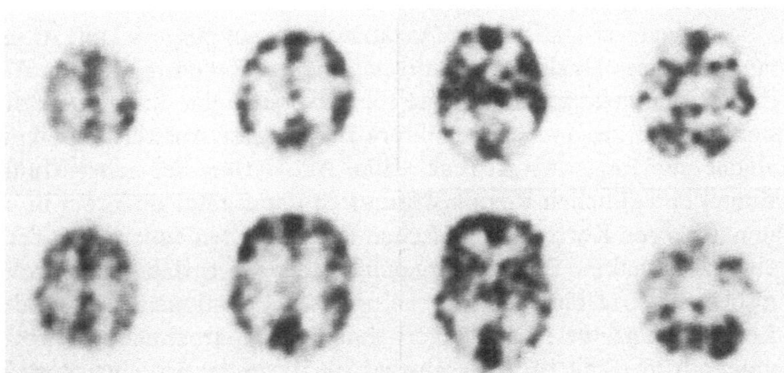

Abbildung 2: Obere Reihe: SPECT Studie eines Probanden, der konkrete Worte ohne Vorstellungsinstruktion memorierte. Untere Reihe: SPECT Studie des Merkens derselben Wortliste mit Vorstellungsinstruktion. Beachte die Linksverschiebung der Aktivität und die links frontale und okzipitale Aktivierung mit der Vorstellungsinstruktion

Ruhe mit einer Irrtumswahrscheinlichkeit von $p = 0.001$ und von sinnlosen Worten mit $p = 0.034$. Die Aktivierung des linken inferioren Okzipitallappens war hingegen auch als Einzelvergleich nicht statistisch signifikant.

Im Index der Hemisphärenasymmetrie war der auffälligste Unterschied der zwischen konkreten Worten mit und ohne Vorstellungsinstruktion: Von allen untersuchten Bedingungen zeigten konkrete Worte ohne Instruktion die stärkste Asymmetrie zugunsten der rechten Hemisphäre und die gleichen Worte mit Instruktion die stärkste Asymmetrie zugunsten der linken Hemisphäre. Eine einfaktorielle Varianzanalyse zeigte einen signifikan-

38

ten Effekt, doch war der paarweise Vergleich zwischen den beiden stimulierten Bedingungen nur als Einzelvergleich signifikant (p = 0.034), nach Korrektur für multiple Vergleiche war nur mehr der Unterschied zwischen Ruhe und Vorstellungsinstruktion signifikant.

Ein weiterer statistischer Ansatz war darauf ausgerichtet, Änderungen in der Struktur der Korrelationen zwischen regionalen Aktivitäten zu erfassen. Es könnte sein, daß sich eine funktionell einheitliche Hirnregion über mehrere der bei der Auswertung eingezeichneten Regionen erstreckt. Eine Aktivierung der ganzen funktionell einheitlichen Region würde sich dann unter anderem in einer stärkeren Korrelation zwischen den Regionen äußern, die Teile von ihr enthalten. Eine weitergehende Idee wäre, daß das neurologische Substrat einzelner psychologischer Funktionen nicht in der Leistung einzelner, voneinander unabhängig arbeitender Hirnregionen liegt (Gall 1979, Geschwind 1965), sondern in einer spezifischen funktionalen Architektur, die sich aus dem Zusammenwirken mehrerer Regionen ergibt (Goldstein 1951, Luria 1980). In einem Schema des Flusses der Informationsverarbeitung könnte man sich diese Zusammenarbeit so vorstellen, daß ein Prozessor Information produziert, die vom nachgeschalteten Prozessor weiterverarbeitet wird. Die Aktivität des nachgeschalteten Prozessors ist dann proportional der Menge der ihm zugeführten Information und korreliert daher mit der Aktivität des ersten Prozessors. Dies sollte sich statistisch darin äußern, daß die Aktivitätsraten der beteiligten Regionen bei Ausübung der betreffenden psychologischen Funktion stärker miteinander korrelieren als in Kontrollbedingungen, die diese psychologische Funktion nicht aktivieren. Die Bildung eines solchen funktionellen Systems ist nicht die einzige Möglichkeit, wie Prozessoren einander beeinflussen können. Eine andere Möglichkeit ist, daß ein Prozessor die Aktivität eines anderen kontrolliert, ohne daß sich zwischen ihnen eine Kette der Informationsverarbeitung konstituiert, also ohne daß der eine Information zur Weiterbearbeitung an den anderen gibt. Es besteht dann kein Grund, eine Korrelation zwischen dem Grad ihrer Aktivierung anzunehmen.

Individuelle Unterschiede wirken sich auf die Korrelationen innerhalb der Gruppe anders aus als auf den Vergleich zwischen den

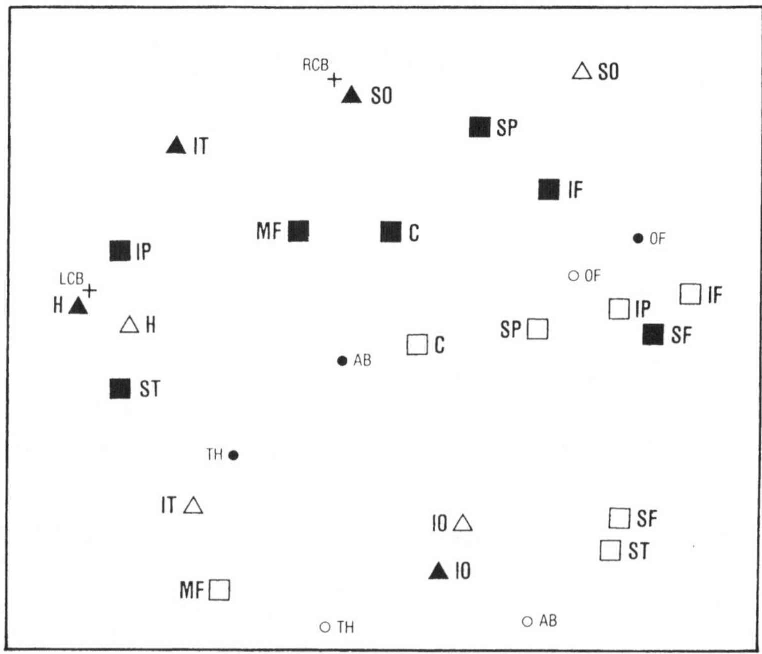

Abbildung 3A: *SSA für die Ruhebedingung: Die Abkürzungen sind dieselben wie in Abbildung 1. Schwarze Symbole: Linke Hemisphäre; leere Symbole: Rechte Hemisphäre. Dreiecke: Okzipitale und inferiortemporale Regionen*

Gruppen. Wenn die individuellen Variationen innerhalb einer Gruppe groß sind, werden die Korrelationen deutlicher, während die Unterschiede des Mittelwertes zu anderen Gruppen verwischt werden.

Die Struktur der Korrelationen wurde mittels Smallest Space Analyse (Guttmann 1967, Lingoes 1979) dargestellt. Diese Methode liefert eine räumliche Darstellung der ordinalen Verhältnisse zwischen Korrelationskoeffzienten, in der die Ordnung der Stärke der Korrelationen durch die Ordnung der Abstände zwischen

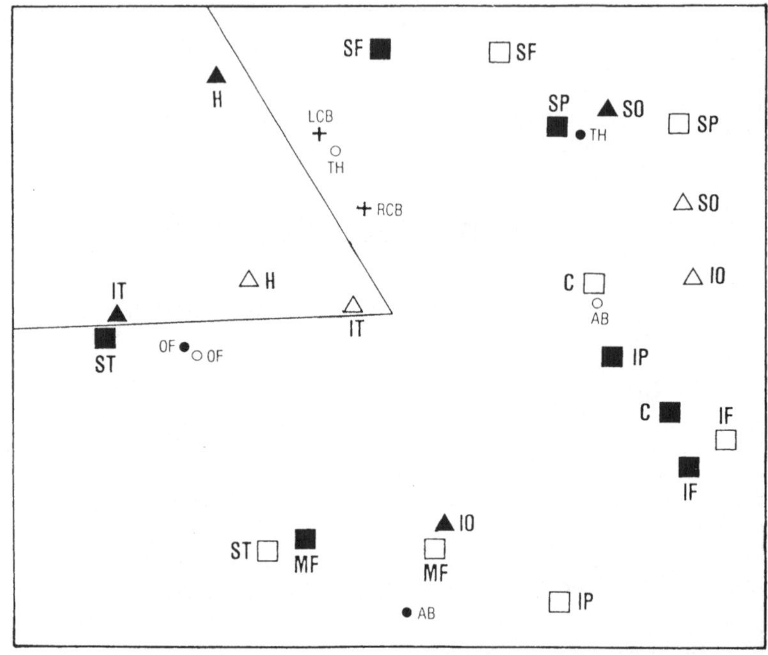

***Abbildung 3B:** SSA für sinnlose Worte: Links oben ist der kontinuierliche Raum abgetrennt*

Punkten repräsentiert wird. Je kleiner der Abstand zwischen zwei Datenpunkten ist, desto stärker ist ihre positive Korrelation. Es wurden Monotonie Koeffizienten als Korrelationskoeffizienten gewählt, da diese keine Annahmen über die Linearität der Korrelationen voraussetzen. Es ergaben sich befriedigende 3-dimensionale Lösungen für jede der Bedingungen, der Guttman Lingoes Coefficient of Alienation, ein Maß für die Übereinstimmung zwischen SSA-Repräsentation und Eingabedaten, lag zwischen 0.11 und 0.20. Die Abbildungen 3A bis 3E zeigen die Projektionen der dreidimensionalen Lösungen auf die ersten zwei Dimensionen. Diese enthalten bereits die wesentliche strukturelle Information, die im

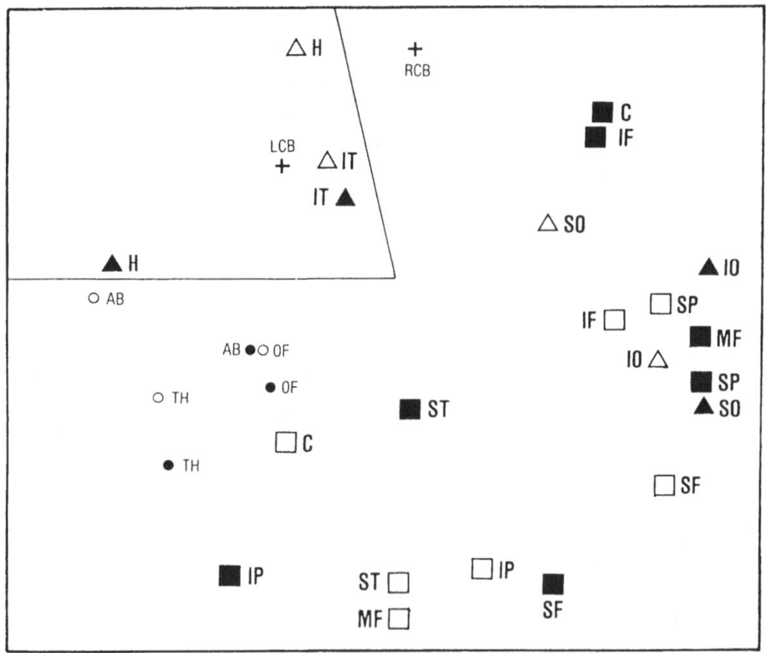

Abbildung 3C: SSA für abstrakte Worte

weiteren interpretiert wird.

Es fand sich ein Zusammenhang zwischen dem Index der Hemisphärenasymmetrie und den SSA-Repräsentationen: In den Bedingungen mit der stärksten Asymmetrie zu Gunsten der rechten Hemisphäre - Ruhe und konkrete Worte ohne Vorstellungsinstruktion - zeigte die SSA eine Trennung zwischen rechts- und linkskortikalen Regionen, die in den anderen Bedingungen nicht zu finden war.

Die weitere Interpretation war darauf ausgerichtet, Gruppen von Regionen zu finden, die untereinander stärker korrelieren als mit anderen Regionen. Die entsprechende Struktur in der SSA -

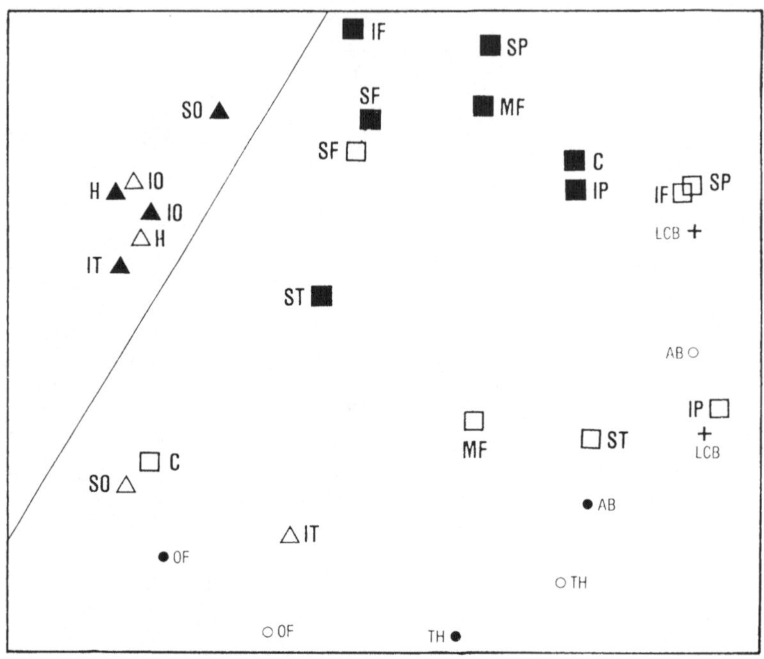

Abbildung 3D: SSA für konkrete Worte ohne Vorstellungsinstruktion

Repräsentation ist ein kontinuierlich, beziehungsweise konvex begrenzter Raum ("continuous subspace"), der ausschließlich die entsprechenden Datenpunkte enthält (Brown 1985). Nach Stimulation mit sinnlosen oder abstrakten Worten ließ sich ein kontinuierlicher Raum definieren, der die inferior-temporalen und Hippokampusregionen beider Hemisphären enthielt. Bei konkreten Worten mit Vorstellungsinstruktion enthielt der kontinuierliche Raum zusätzlich zu den inferior-temporalen und Hippokampusregionen auch die inferior- und superior-okzipitalen Regionen beider Hemisphären. Ein gleichartiger Raum fand sich bei konkreten Worten ohne Instruktion, doch enthielt er nur jene Regionen der

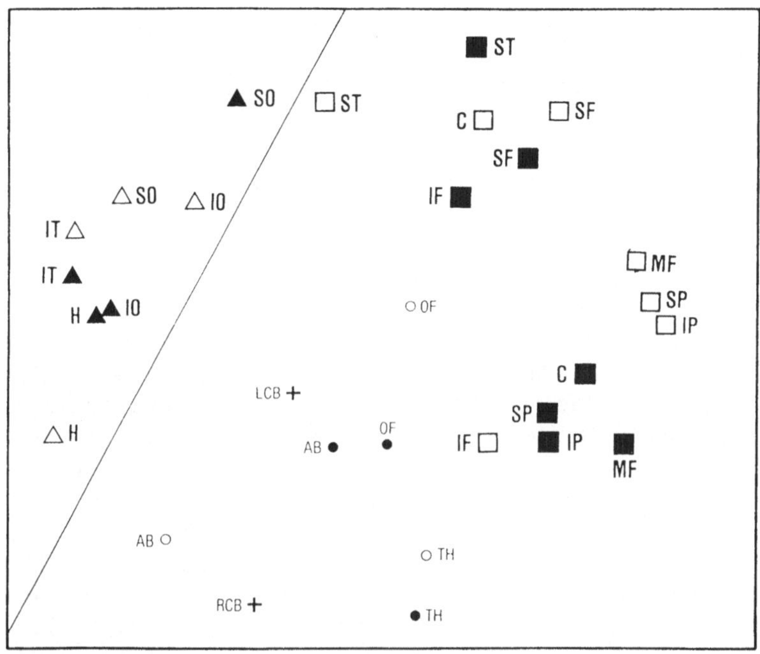

Abbildung 3E: SSA für konkrete Worte mit Vorstellungsinstruktion

rechten Hemisphäre, deren Repräsentationen innerhalb der links kortikalen Regionen lokalisiert waren, nämlich den Hippokampus und die inferior-okzipitale Region. Jedenfalls war aber die Assoziation zwischen okzipitalen und inferior-temporalen Regionen spezifisch für konkrete Worte und fand sich in keiner der anderen Bedingungen.

Diskussion

Der Anstieg der Aktivitätsraten der linken inferior-frontalen und superior-temporalen Regionen war am ehesten auf die Aktivi-

44

tät der dort lokalisierten Broca und Wernicke Sprachzentren zurückzuführen. Für den signifikanten Abfall der Aktivität orbitofrontal fand sich hingegen keine a priori einleuchtende Erklärung. Es zeigten sich einige Unterschiede zwischen den stimulierten Bedingungen, die auf die Vorstellbarkeit der Worte und auf die bewußte Bildung bildlicher Vorstellungen zurückgeführt werden konnten:

Inferior-temporale und okzipitale Regionen

In allen stimulierten Bedingungen zeigte die SSA eine Assoziation zwischen den lateralen und medialen inferior-temporalen Regionen. Da es sich durchwegs um Gedächtnisaufgaben handelte, könnte dieser Befund auf die Rolle des unteren Temporallappens im episodischen Gedächtnis bezogen werden. Mit konkreten Worten umfasste die Assoziation auch okzipitale Regionen. Eine naheliegende Erklärung dafür wäre, daß beim Merken bildlich vorstellbarer Worte visuelle Rindenfelder im Okzipitallappen aktiviert wurden. Die besonders hohen Aktivitätsraten im linken unteren Okzipitallappen einiger Versuchspersonen, die bewußt bildliche Vorstellungen bildeten, könnten darüberhinaus auf eine prominente Rolle dieser Region im Prozeß des bildlichen Vorstellens hinweisen (Basso et al. 1981, Farah 1984, Michel und Sieroff 1984).

Frontallappen

Es fand sich eine besonders starke Aktivierung des linken superioren und mittleren Frontallappens bei Versuchspersonen, die angewiesen waren, bildliche Vorstellungen zum Erinnern der konkreten Worte anzuwenden. Diese Regionen enthalten vorwiegend präfrontale Rindenfelder (Nieuwenhuys 1979, Stuss und Benton 1986). Ihre Aktivität könnte auf die Tätigkeit der zentralen Kontrolle des Arbeitsgedächtnisses hinweisen. Die SSA zeigte keine Korrelation zwischen den Aktivitätsraten der frontalen und der temporookzipitalen Regionen. Dieser Befund spricht gegen die Annahme eines gemeinsamen funktionellen Systems, wäre aber mit der Annahme einer Kontrollfunktion vereinbar. Die Vorstellungsbedingung war die einzige, in der die Versuchspersonen angewiesen waren, eine vorgegebene Strategie anzuwenden. Eine sparsame Erklärung wäre daher, daß die Aktivität der zentralen Kontrolle auf die bewußte Anwendung einer Strategie zu beziehen war, aber nicht darauf, daß diese Strategie gerade im bildlichen Vorstellen bestand. Die kontrollierte Erzeugung bildlicher Vorstellungen könnte die zentrale Kontrolle des Arbeitsgedächtnisses aber auch unabhängig davon, ob sie als Lernstrategie eingesetzt wird oder nicht, beanspruchen. Eine Entscheidung, welchen Anteil die Komponenten der Vorstellungsinstruktion an der frontalen Aktivität hatten, war innerhalb des einen Experiments nicht möglich.

Hemisphärenasymmetrie

Konkrete Worte ohne Vorstellungsinstruktion führten zur stärksten globalen Asymmetrie zu Gunsten der rechten Hemisphäre. Gleichzeitig zeigte die SSA eine klare Trennung zwischen rechts- und linkskortikalen Regionen. Diese Trennung könnte bedeuten, daß die Hemisphären relativ unabhängig voneinander arbeiteten und nur eine - aller Wahrscheinlichkeit nach die linke, da es sich um eine verbale Aufgabe handelte - voll mit der Lösung der Aufgabe beschäftigt war. Von jenen rechtshirnigen Regionen - Hippokampus, inferior-okzipitale und superior-frontale Region - deren Repräsentation in der SSA innerhalb der linkskortikalen Regionen zu liegen kamen, ist aber anzunehmen, daß sie eher mit der linken Hemisphäre als mit den verbleibenden rechtshirnigen Regionen zusammenwirkten.

Innerhalb des linkshirnig dominierten funktionellen Systems ließ sich in der SSA ein Subsystem aus inferior-temporalen und okzipitalen Regionen abtrennen, von dem angenommen wurde, daß es bildliche Vorstellungen zu den konkreten Worten bildet. Diese physiologische Evidenz für die Erzeugung bildlicher Vorstellungen stand in gewissem Widerspruch zu den Ergebnissen der Gedächtnisaufgabe, die keinerlei Vorteil der konkreten Worte über die abstrakten zeigten. Eine mögliche Interpretation dieses Widerspruchs wäre, daß der durch das bildliche Vorstellen erzielte Gewinn an Gedächtnisleistung dazu verwendet wurde, rechtshirnige Regionen aus der Mitarbeit an der Aufgabe zu entlassen und für andere Funktionen freizustellen. Introspektiv könnte diese Beteiligung nur eines Teils des Gehirns an der Aufgabenlösung als besondere Leichtigkeit der Aufgabe erlebt worden sein.

Es erhebt sich dann die Frage, welche anderen Funktionen die rechtshirnigen Regionen ausübten. Eine mögliche Antwort könnte sich darauf stützen, daß sowohl in bezug auf die Hemisphärenasymmetrie als auch in bezug auf die Trennung zwischen rechts- und linkshirnigen Regionen in der SSA eine Ähnlichkeit zwischen konkreten Worten ohne Instruktion und der Ruhebedingung bestand. Die Versuchspersonen hatten keine vollständige Abschirmung gegen Hintergrundreize und es ist anzunehmen, daß sie zumindest in der Ruhebedingung diesen einige Aufmerksamkeit zollten. Klinische Befunde (Heilman et al 1978) ebenso wie die Ergebnisse metabolischer Studien (Mazziotta et al. 1982, Risberg und Prohovnik 1983) deuten auf eine Dominanz der rechten Hemisphäre für die ungerichtete Aufmerksamkeit auf Umfeldstimuli. Eine mögliche Erklärung für die relative Aktivierung der rechten Hemisphäre wäre also, daß die Probanden das Memorisieren der konkreten Worte als leichte Aufgabe einschätzten, sich deshalb weniger auf sie konzentrierten und Hintergrundreizen größere Aufmerksamkeit zuwandten.

Andererseits ist verschiedene bildliche Vorstellbarkeit nicht unbedingt der einzige Unterschied zwischen konkreten und abstrakten Worten. Konkrete Worte bezeichnen einzeln sinnlich wahrnehmbare Gegenstände oder Lebewesen. Abgesehen davon, daß die sinnliche Wahrnehmung auch taktile oder akustische Empfindungen einschließt, haben die meisten Menschen auch mit wirklichen Gegenständen öfter und auf verschiedenere Arten Kontakt als mit abstrakten Begriffen. Messungen der Zahl der Worthäufigkeit tendieren wahrscheinlich dazu, diesen Unterschied zu unterschätzen, da sie die Häufigkeit des Kontaktes mit dem Wort, aber nicht die mit dem bezeichneten Gegenstand bewerten. Das gilt natürlich ganz besonders, wenn, wie bei den Wortlisten unseres Experiments, die Häufigkeit in der geschriebenen Sprache angeglichen wurde. Studien an Patienten, bei denen die Verbindung zwischen den Hemisphären, das Corpus callosum, durchtrennt wurde, sowie an Normalpersonen, denen Reize kurzzeitig in einem Gesichtsfeld und damit nur einer Hemisphären dargeboten werden, ergaben, daß auch die rechte Hemisphäre ein beschränktes

Sprachverständnis hat, und daß sie konkrete Worte eher versteht als abstrakte (Zaidel 1978, Ellis und Sheperd 1974, MacFarland et al. 1978, Day 1979). Zaidel charakterisierte den Unterschied in der Sprachkompetenz der Hemisphären so: "Die linke Hemisphäre besitzt einen angeborenen und hoch spezialisierten linguistischen Mechanismus, dessen paradigmatische Funktionen die phonetische und syntaktische Kodierung und Analyse sind. Die rechte Hemisphäre zeigt hingegen die beschränkte linguistische Kompetenz, die von einem für mehr allgemeine Zwecke gebauten, nicht linguistischen kognitiven Apparat durch wiederholte Erfahrungen und die Bildung von Assoziationen erworben werden kann" (1978, S.196). Die rechte Hemisphäre hat also kein systematisches Sprachverständnis. Sie erkennt bloß die Bedeutung von Worten, die sie häufig im Zusammenhang mit anderen sinnlichen Wahrnehmungen und Aktionen gehört hat. Da dies eher konkrete Worte sind als abstrakte, kennt sie auch mehr konkrete als abstrakte Worte. Es wäre also denkbar, daß der Anstieg der rechtshirnigen Durchblutung bei konkreten Worten tatsächlich auf die Konkretheit der Worte zu beziehen war, aber nur insofern, als konkrete Worte von der rechten Hemisphäre eher verstanden wurden und ihr mehr Anlaß zu Assoziationen gaben. Aus dieser Besonderheit des rechtshirnigen Sprachverständnisses kann keineswegs auf eine Dominanz der rechten Hemisphäre für das bildliche Vorstellen geschlossen werden. Es waren auch in der SSA die rechtskortikalen Regionen deutlich von dem System temporaler und okzipitaler Regionen getrennt, dessen Aktivität auf bildliches Vorstellen bezogen wurde, und die Vorstellungsinstruktion führte zu einer Linksverschiebung der Hirndurchblutung. Offensichtlich war die durch das Vorstellen bedingte Aktivierung der linken Hemisphäre weit stärker als die durch die Konkretheit der Worte veranlaßte Aktivierung der rechten.

Bildliche Vorstellungen im semantischen Gedächtnis

Die meisten Menschen beantworten Fragen wie "Was ist größer, eine Taube oder eine Krähe?" oder "Wieviele Ecken hat ein Davidstern?" so, daß sie sich die Gegenstände bildlich vorstellen und die Lösung "abschauen". Man kann daraus schließen, daß das entsprechende Wissen im semantischen Gedächtnis in Form von Erinnerungsbildern gespeichert ist. Fragen wie "Wer ist der österreichische Bundespräsident?" oder "Woraus gewinnt man Gummi?" können ebenfalls Anlaß zu bildlichen Vorstellungen geben, sie können aber auch ohne solche beantwortet werden. Anscheinend ist dieses Wissen schon in sprachlicher Form gespeichert, und es bedarf keiner bildlichen Vorstellung, um es für die sprachliche Antwort zugänglich zu machen.

In einer Reihe von Experimenten untersuchten Eddy und Glass (1981, Glass et al. 1985) Interferenzen zwischen der Beantwortung solcher Fragen und visuellen Aufgaben. Zunächst konnten sie zeigen, daß die Leistungen beim kurzzeitigen Merken von geometrischen Mustern herabgesetzt sind, wenn Probanden gleichzeitig die inhaltliche Richtigkeit von Sätzen beurteilen sollen, die Vorstellungen erfordern (High Imagery Sätze), während Sätze, die ohne Vorstellungen beantwortet werden können (Low Imagery Sätze) keine Störung des visuellen Kurzzeitgedächtnisses verursachten. In weiteren Experimenten beurteilten Probanden die Richtigkeit von High und Low Imagery Sätzen, die ihnen entweder vorgesprochen wurden oder von einem Bildschirm abzulesen waren. Nur beim Lesen dauerte die Beantwortung der High Imagery Sätze länger als die der Low Imagery Sätze. Dabei betraf die Verzögerung die Zeit zwischen dem Lesen des letzten Wortes und der Antwort und blieb auch bestehen, wenn die zu lesenden Worte eines nach dem anderen im Zentrum des Gesichtsfeldes dargeboten wurden, so daß das Lesen keine räumliche Abtastung der Zeile und keine Augenbewegungen erforderte. Die Interferenz stammte also nicht von der visuellen Wahrnehmung der Schrift, sondern von der weiteren

Auswertung der visuellen sprachlichen Information im Arbeitsgedächtnis. Der naheliegende Schluß wäre, daß sowohl die bildlichen Vorstellungen als auch das Lesen Kapazitäten des visuospatialen Skizzblockes des Arbeitsgedächtnisses beanspruchen. Diese geradlinige Interpretation wurde allerdings durch weitere Experimente in Zweifel gezogen: Glass et al. (1985) entwarfen Sätze, deren Beurteilung nicht visuelle, sondern taktile, akustische oder Geschmacksvorstellungen erforderten. Sie fanden eine statistisch signifikante Verlangsamung gegenüber Low Imagery Sätzen nur beim Lesen von visuellen und taktilen Vorstellungssätzen, aber auch die Beurteilung der anderen Vorstellungssätze wurde durch das Lesen mehr behindert als die von Low Imagery Sätzen. Wäre die Interferenz rein modalitätsspezifisch, sollten zumindest akustische Vorstellungen eher durch Hören als durch Lesen behindert werden. Die Beurteilung der akustischen Vorstellungssätze war aber beim Hören etwas schneller und beim Lesen langsamer als die der Low Imagery Sätze. Dieser schwache Interferenzeffekt könnte auf eine Belastung der zentralen Kontrolle des Arbeitsgedächtnisses sowohl durch Lesen als auch durch Vorstellen hinweisen.

Von den in der Einleitung referierten Interferenzstudien unterscheiden sich die Experimente von Eddy und Glass dadurch, daß die Interferenz nicht durch eine explizite Vorstellungsaufgabe hervorgerufen wurde, sondern durch verbale Wissensfragen. Die Ergebnisse unterstützen damit Paivio's Annahme, daß im semantischen Gedächtnis bildliche Information gespeichert ist und Aktivierung dieser Information zu bildlichen Vorstellungen führt. Wäre das Wissen in einem einheitlichen - sprachlichen oder abstrakten - Code organisiert, wäre nicht einzusehen, warum Teile davon nur über bildliche Vorstellungen abberufen werden können.

Das folgende Experiment sollte untersuchen, ob sich auch im Muster der zerebralen Aktivierung ein Unterschied zwischen der Beurteilung von High und Low Imagery Sätzen findet. Es wurden zwei Arten von Vorstellungssätzen geprüft, nämlich solche, die visuelle und solche, die motorische Vorstellungen erfordern. Beide sind im wesentlichen räumlich strukturiert, insofern liegt nahe, daß sie gleiche neurologische Grundlagen haben. Andererseits sprechen eine Reihe von Argumenten dafür, daß sich ihre neurologischen Grundlagen unterscheiden: Sekundär visuelle Rindenfelder teilen sich in ein System, das vorwiegend der Identifizierung von Objekten dient, und ein zweites, das in erster Linie zur räumlichen Steuerung motorischer Aktionen beiträgt (Mishkin et al. 1983). Das erste visuelle System erstreckt sich vom ventralen Teil des Okzipitallappens zum unteren Temporallappen, das zweite vom dorsalen Okzipitallappen zum hinteren Parietallappen. Während man die assoziative Agnosie als einen Verlust des Wissens über das Aussehen der Dinge auffassen kann, kann man die ideomotorische Apraxie als einen Verlust des Wissens über die richtige Ausführung von Gesten verstehen (Liepmann 1908a, 1908b). Die Agnosie ist an Läsionen des okzipitotemporalen Übergangs gebunden, die Apraxie an solche des linken Parietallappens. Studien des Einflusses von Vorstellungen auf das episodische Gedächtnis ergeben Hinweise, daß motorische Vorstellungen selektiv zum Merken von Worten oder Sätzen beitragen, die Handlungen beschreiben. In Fortführung der Dual Coding Theorie wäre daraus zu schließen, daß im semantischen Gedächtnis neben dem verbalen und dem visuellen noch ein motorischer Code besteht (Engelkamp und Zimmer 1986).

Roland et al. (1980) untersuchten die regionale Hirndurchblutung in Probanden, die sich die Durchführung einer Serie von Fingerbewegungen vorstellten. Die räumliche Komponente der Bewegungen war sehr einfach, ihre sequentielle Ordnung hingegen komplex: Der Daumen wurde einmal mit dem Zeigefinger, zweimal mit dem Mittelfinger, dreimal mit dem Ringfinger, viermal mit dem kleinen Finger berührt. Die Probanden waren angewiesen, jederzeit bereit zu sein, von der Vorstellung zur wirklichen Ausführung der Bewegungssequenz überzuwechseln. Es fand sich ein starker Anstieg der Hirndurchblutung in der supplementär motorischen Rinde, aber keinerlei Zunahme der Durchblutung parietal oder zentral. Eine Verallgemeinerung dieses Befundes in Richtung einer prominenten Rolle der supplementär motorischen Area für motorisches Vorstellen ist aber problematisch (Fox et al. 1985): Die Aufgabe stellte besonders hohe Anforderungen an die Steuerung der Sequenz der Bewegungen, und die Probanden befanden sich in ständiger Bereitschaft, tatsächliche Bewegungen auszuführen. Untersuchungen des Bereitschaftspotentials (Kornhuber und Deecke 1964, Deecke und Kornhuber 1978, Deecke 1985) der supplementär motorischen Area zeigten aber, daß gerade Initiierung und sequentielle Abfolge motorischer Aktionen von der supplementär motorischen Area gesteuert werden, ohne daß sie deshalb auch die räumliche Struktur des motorischen Programms bestimmt (Lang et al. 1984, Deecke et al. 1985).

Experiment 2

Versuchspersonen waren 28 gesunde Freiwillige von 22 bis 37 Jahren, die für die Teilnahme am Versuch bezahlt wurden. Alle waren Rechtshänder und hatten zumindest 12 jährige Schulbildung, die meisten waren Studenten der Psychologie oder der Medizin.

Die Probanden lagen, trugen eine Augenbinde und waren angewiesen, die Augen geschlossen zu halten. Sie trugen Kopfhörer, über die sie von einem Tonband zunächst eine Instruktion und dann die Stimuli des Versuchs hörten. In einer Hand hielten sie eine kleine Lampe, in den anderen Arm wurde vor Versuchsbeginn ein intravenöser Zugang gelegt. Die Verwendung des Isotops Tc-99-HMPAO erlaubte gegenüber dem ersten Experiment eine wesentliche Verkürzung der Versuchsdauer. Die Injektion des Isotops erfolgte schon 1 Minute nach Versuchsbeginn, die Messung der Hirndurchblutung begann 5 Minuten später.

Die Versuchspersonen wurden in zwei Gruppen zu je 14 Probanden geteilt, eine Vorstellungsgruppe und eine Kontrollgruppe. Innerhalb jeder Gruppe absolvierte jeder Proband zwei Versuche im Abstand von einer Woche. Dabei war innerhalb jeder Gruppe die Reihenfolge der Versuchsbedingungen und die Seite der Hand, die die Lampe hielt, ausgeglichen.

Kontrollgruppe

Ja - Nein: Die Probanden hörten über das Tonband in unregelmäßiger Folge "ja" oder "nein", gefolgt nach 5 Sekunden von einem Piepston. Sie sollten auf "ja" nicht reagieren, aber nach "nein" das Lämpchen betätigen. Die Probanden wurden instruiert, sich trotz der Leichtigkeit der Aufgabe möglichst auf sie zu konzentrieren und an nichts anderes zu denken.

Low Imagery Sätze: Die Probanden hörten 50 Sätze, denen wie

Tabelle 3

Low Imagery Sätze:
Richtig:
Negation heißt auf Deutsch Verneinung.
Als Machiavellismus bezeichnet man eine skrupellose Machtpolitik.
Österreich ist seit 1918 Republik.
Die Bankzinsen für Kredite sind meist höher als die für Guthaben.
Columbus nannte die Einwohner Amerikas Indianer, weil er glaubte,
in Indien gelandet zu sein.
Falsch:
Der kategorische Imperativ ist eine in der modernen Sprache nur
mehr selten gebrauchte grammatikalische Form.
Der Text zu Mozarts Oper "Don Giovanni" stammt von Emanuel
Schikaneder.
Josef Goebbels wurde im Nürnberger Prozeß zum Tode verurteilt.
Lazarus war einer von den 12 Aposteln Jesu Christi.
Der Wert des Schweizer Franken ist etwas niedriger als der der
deutschen Mark.

Visuelle Vorstellungssätze:
Richtig
Eine Grapefruit ist größer als eine Orange.
Beim Fahrrad sind die Zahnräder und die Kette auf der rechten
Seite.
Eine "8" besteht aus zwei Kreisen.
Im Ruderboot sitzt der Ruderer mit dem Rücken zur Fahrtrichtung.
Das Grün von Tannenbäumen ist dunkler als das von Gras.
Falsch
Kühe haben hängende Ohren.
Bundeskanzler Sinowatz hat dichte weiße Haare mit einem Scheitel
auf der linken Seite.
Der Buchstabe "W" besteht aus drei Strichen.
Wenn man eine Armbanduhr am linken Handgelenk trägt, zeigt die
Krone zum Ellenbogen.
Die amerikanische Flagge hat blaue Sterne auf rotem Grund.

***Tabelle 3** (Fortsetzung)*

Motorische Vorstellungssätze:
Richtig
Wenn man mit dem Schraubenzieher eine Schraube eindreht, bewegt
sich meist der ganze Unterarm.
Um einen möglichst großen Kreis in die Luft zu zeichnen, bewegt
man den ganzen Arm aus der Schulter.
Wenn man sich am Kopf kratzt, ist der Daumen hinten und der
kleine Finger vorne.
Wenn man die Backen aufbläst, hält man den Mund geschlossen.
Es ist schwer, die Füsse so nebeneinander zu stellen, daß die
große Zehe des rechten Fusses die kleine Zehe des linken berührt.
Falsch
Druckknöpfe betätigt man meist mit dem Ringfinger.
Man kann den Arm über den Kopf heben, ohne die Schulter zu
bewegen.
Wenn man an einem Strohhalm saugt, bläst man die Backen auf.
Wenn man auf dem rechten Bein hüpft, lehnt man den Oberkörper
nach links und nach vorne.
Wenn man jemanden eine lange Nase zeigt, berührt der kleine Fin-
ger die Nasenspitze.

derum nach 5 Sekunden ein Piepston folgte. Sie sollten beurteilen,
ob die Aussage des Satzes richtig oder falsch ist und bei falschen
Aussagen das Lämpchen betätigen. Die Sätze prüften Schul- und
Alltagswissen, von dem angenommen wurde, daß es ohne bildliche
Vorstellungen abberufen werden kann (siehe Tabelle 3). Die Instruktion betonte, daß die Konzentration auf den Inhalt der Sätze
wichtiger sei als die Richtigkeit der Beurteilung. Die Probanden
sollten sich genau klar machen, was der Satz bedeute. Wenn sie
zunächst meinten, nichts von dem Sachverhalt zu wissen, sollten sie
"wie bei einer Prüfung" versuchen, durch logisches Schlußfolgern,
über Analogien und Beurteilung der Plausibilität der Aussage zu
einem Urteil zu kommen.

54

Vorstellungsgruppe

Visuelle Vorstellungen: Die Versuchsanordnung war genau wie
bei den Low Imagery Sätzen, aber die Beurteilung der Sätze erforderte die Bildung visueller Vorstellungen (siehe Tabelle 3). Die Instruktion war wiederum, daß die Konzentration auf den Inhalt der
Sätze das Wichtigste am Versuch sei und sich die Probanden genau
klar machen sollten, was der Satz bedeute, auch wenn die Beurteilung seiner Richtigkeit leicht sei und ohne besonderes Nachdenken
getroffen werden könne. Es wurde aber sorgfältig darauf geachtet,
vor dem Versuch nichts von bildlichen Vorstellungen zu sagen.

Motorische Vorstellungen: Versuchsanordnung und Instruktion
waren genau gleich wie bei visuellen Vorstellungssätzen, doch erforderte die Beurteilung der Sätze die Vorstellung von Körperbewegungen (siehe Tabelle 3). Im übrigen enthielt die Instruktion in
allen Versuchsbedingungen die Anweisung, außer dem leichten
Händedruck, der nötig war, das Lämpchen zu betätigen, keinerlei
Bewegungen auszuführen.

Der Entwurf und die Zuordnung der Sätze zu den Versuchsbedingungen erfolgte durch den Autor im wesentlichen auf Grund
der introspektiven Evidenz, ob und welche Vorstellungen zur Beurteilung nötig waren. Als weiteres Kriterium für Low Imagery
Sätze galt, daß sie Wissen enthalten, das in der Schule oder durch
Bücher, Zeitungen und Radio vermittelt wird. In allen Bedingungen waren 13 Sätze falsch und 37 richtig, wobei die Reihenfolge
zufällig war.

Ergebnisse

Tabelle 4 zeigt die lokalen Aktivitätsraten der einzelnen Regionen, den Hemisphärenindex und die Zahl der falsch beurteilten
Sätze in jeder Versuchsbedingung. Da die Meßwiederholungen innerhalb der beiden Gruppen nicht durch einen einheitlichen Faktor bestimmt waren, konnte keine Varianzanalyse durchgeführt
werden. Es wurden t-Tests als Einzelvergleiche aller Regionen zwischen allen Bedingungen gerechnet. Da es keine Ruhebedingung
gab, waren von vornherein nur subtile Unterschiede zwischen den
Bedingungen zu erwarten. Eine Korrektur der Irrtumswahrschein-

Tabelle 4

		Ja-Nein		Low Imagery		Visuelle Vorst.		Motorische Vorst.	
		M	SA	M	SA	M	SA	M	SA
Supplem.	L	100.6	5.4	100.0	4.7	100.3	4.8	100.8	4.6
motorisch	R	100.4	5.1	98.8	5.1	100.4	4.3	100.1	4.6
Superior	L	90.6	3.0	91.1	2.1	89.8	3.1	91.5	3.4
Frontal	R	92.4	2.7	91.6	3.0	89.3	4.0	91.7	3.8
Anterior	L	106.1	3.0	106.3	3.6	104.3	3.0	104.0	3.8
Frontal	R	106.6	3.5	107.5	2.8	104.7	3.3	104.8	5.0
Medio	L	97.9	2.5	98.9	2.4	99.1	4.0	99.4	4.8
Frontal	R	101.2	3.0	100.5	3.5	101.0	2.8	100.8	3.5
Inferior	L	102.2	3.3	103.1	2.3	102.9	2.7	102.0	2.9
Frontal	R	107.0	3.5	106.0	2.3	105.2	3.7	105.8	2.8
Orbito	L	100.9	8.5	100.3	7.4	102.5	5.2	99.3	5.3
Frontal	R	100.1	7.8	99.5	7.8	104.4	6.1	98.0	6.3
Central	L	89.3	1.7	89.4	2.2	88.3	2.1	90.2	2.0
	R	92.1	3.0	91.3	3.0	90.5	2.5	92.5	3.6
Superior	L	95.3	2.7	95.4	2.8	94.8	3.3	95.9	2.8
Parietal	R	97.5	2.5	95.8	2.8	95.4	3.9	94.9	3.1
Inferior	L	98.6	2.1	99.1	2.9	98.1	3.0	99.6	2.3
Parietal	R	100.0	3.1	98.8	4.4	96.5	3.4	98.7	2.3
Superior	L	100.5	2.7	102.1	2.8	100.2	3.4	101.1	2.0
Temporal	R	106.1	2.3	105.3	3.7	103.4	2.7	103.4	1.9
Inferior	L	89.4	4.4	91.8	6.4	93.3	3.9	91.7	3.6
Temporal	R	93.5	4.6	94.2	6.2	96.6	4.7	96.0	2.6
Hippo-	L	92.3	3.7	93.8	6.2	96.6	4.3	92.5	4.8
campus	R	90.0	5.7	92.4	4.8	95.1	4.9	92.2	4.8
Superior	L	106.9	3.7	106.5	4.3	108.4	3.8	108.5	2.9
Occipital	R	109.7	3.5	106.9	4.8	109.8	2.9	109.9	3.2
Inferior	L	105.1	3.4	104.8	3.2	109.5	6.4	107.4	4.3
Occipital	R	106.0	4.6	106.1	3.9	107.2	6.5	105.7	4.9
Basal	L	104.8	3.7	106.2	5.1	105.9	4.6	104.9	5.9
Ganglien	R	106.7	3.3	105.9	4.7	104.4	4.3	104.2	3.8
Thalamus	L	94.3	5.9	94.0	5.4	98.5	3.7	97.7	3.9
	R	96.6	5.5	95.8	6.6	100.5	4.1	98.6	5.2
Cerebellum	L	102.9	4.1	103.9	4.1	105.9	4.1	105.3	6.0
	R	104.7	4.6	105.3	4.3	106.8	3.4	106.7	4.8
Links/Rechts		98.3	1.0	99.8	1.2	99.6	1.5	99.9	1.4
Fehler				9.5	4.9	4.5	2.3	6.0	3.1

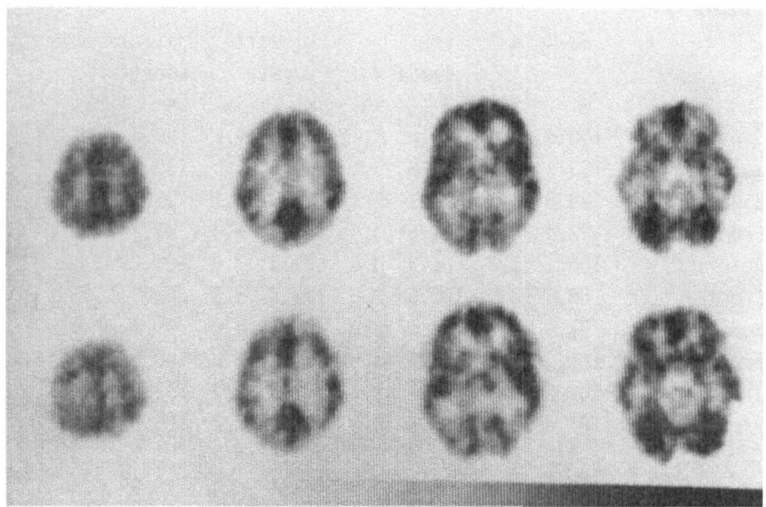

Abbildung 4A: Zwei Studien eines Probanden. Obere Reihe: "Ja - Nein" Bedingung; untere Reihe: Low Imagery Sätze

lichkeit für multiple Vergleiche hätte jegliche statistische Signifikanz für die Ablehnung der Nullhypothese, daß es keine Unterschiede zwischen den Bedingungen gibt, eliminiert. Andererseits hatten sich aber aus dem ersten Experiment bereits positive Hypothesen über Unterschiede zwischen den Bedingungen ergeben. Es wurde daher beschlossen, die multiplen Wahrscheinlichkeitswerte als Beschreibungen der jeweiligen Unterschiede aufzufassen, und ihre Bedeutung im Zusammenhang mit den Ergebnissen des ersten Experiments zu beurteilen.

Die Zahl der Fehler bei Low Imagery Sätzen war höher als die bei visuellen oder motorischen Vorstellungssätzen ($p = 0.001$ und 0.025).

Der Index der Hemisphärenasymmetrie war in allen Bedingungen zu Gunsten der rechten Hemisphäre verschoben. Diese Asymmetrie war bei der "Ja-Nein" Bedingung stärker als in allen

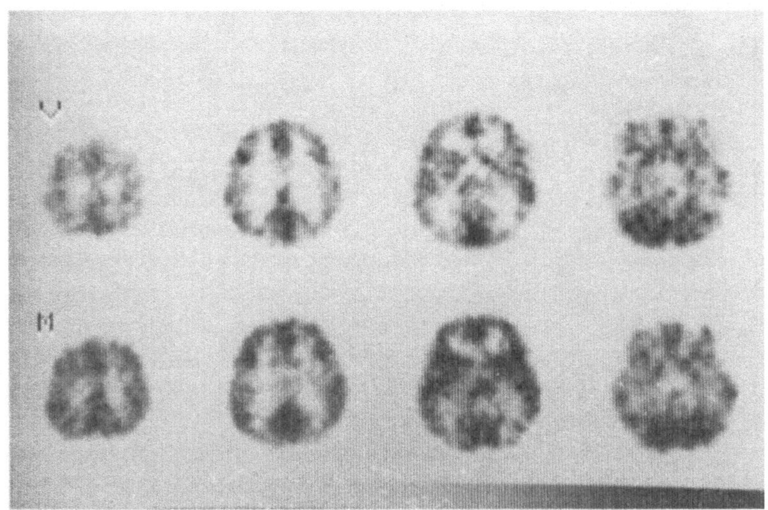

Abbildung 4B: Zwei Studien eines Probanden. Obere Reihe: Visuelle Vorstellungen; untere Reihe:Motorische Vorstellungen. Die Skalierung der Bilder richtet sich nach dem lokalen Maximum und nicht nach dem Mittel der Durchblutung. Das Maximum liegt in beiden Studien links inferior-okzipital, ist aber bei visuellen Vorstellungen höher (119%) als bei motorischen (110%), daher erscheinen andere Regionen trotz gleicher Werte blasser

anderen Bedingungen ($p=0.001$ gegen Low Imagery, 0.010 gegen visuelle, 0.002 gegen motorische Vorstellungen).

Bei visuellen Vorstellungssätzen war die Aktivität rechts superior-frontal niedriger als bei "Ja-Nein" ($p=0.026$) und rechts anterior-frontal niedriger als bei Low Imagery Sätzen ($p=0.027$). Im linken mittleren Frontallappen wardie Durchblutung bei Low Imagery Sätzen höher als bei "Ja-Nein" ($p=0.041$). In beiden Zentralregionen waren die Aktivitätsraten bei motorischen Vorstellungen höher als bei visuellen ($p=0.032$ links, 0.030 rechts). Im rechten oberen Parietallappen war die Aktivität bei "Ja-Nein" höher als bei Low Imagery Sätzen ($p=0.044$), im rechten unteren

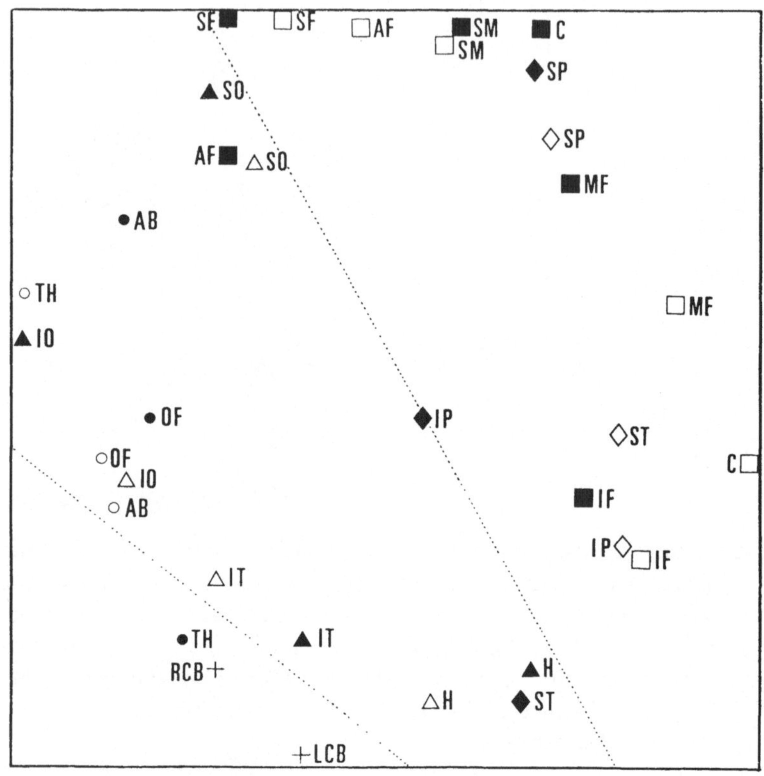

Abbildung 5A: *SSA für die "Ja-Nein" Bedingung. Abkürzungen wie in Abbildung 1, mit Ausnahme von SM = Supplementär motorisch, SF = superior-frontal, AF = anterior-frontal. Schwarze Symbole: Linke Heimsphäre; Leere Symbole: Rechte Hemisphäre. Dreiecke: Inferior-temporale und okzipitale Regionen; Karos: Superior-temporale und parietale Regionen; Quadrate: Frontale Regionen und Zentralregion. Kreise: Orbitofrontale Region und Stammganglien. Die punktierte Linie zeigt den kleinstmöglichen kontinuierlichen Raum, der die Hippokampusregion und die okzipitalen Regionen umfaßt*

Parietallappen höher als bei visuellen Vorstellungen (p = 0.009), rechts superior-temporal höher als bei beiden Vorstellungsbedingungen (p = 0.008 gegen visuelle, 0.002 gegen motorische Vorstel-

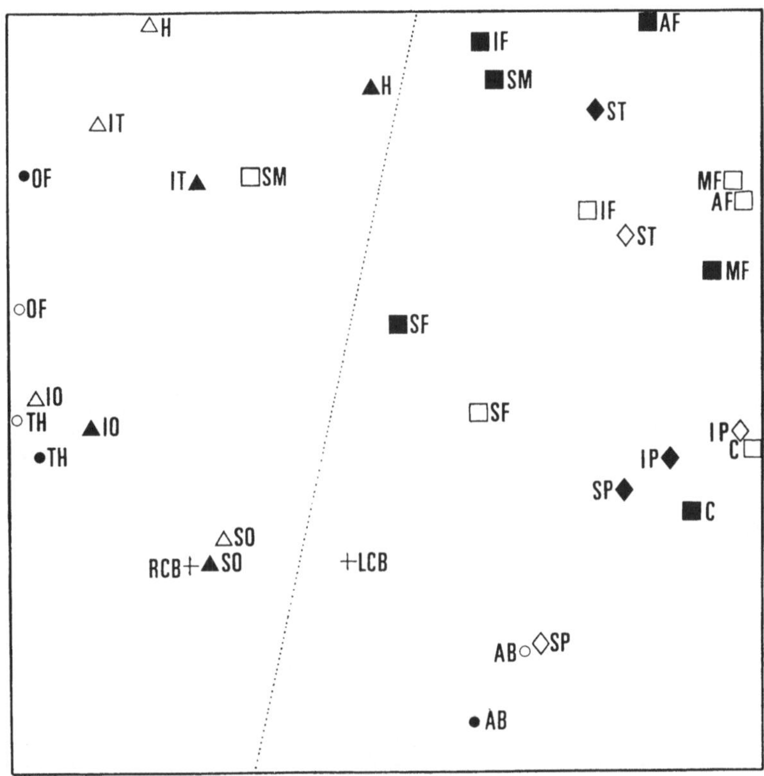

Abbildung 5B: *SSA für Low Imagery Sätze*

lungen). Links inferior-temporal und in beiden Hippokampusregionen war die Durchblutung bei visuellen Vorstellungssätzen höher als bei "Ja-Nein" (p = 0.021 links inferior-temporal, 0.008 linker
Hippokampus, 0.019 rechter Hippokampus), im linken Hippokampus war sie auch höher als bei motorischen Vorstellungen
(p = 0.050). Rechts superior-okzipital waren die Werte bei "Ja-
Nein" höher als bei Low Imagery Sätzen (p = 0.025), links inferior-
okzipital waren sie bei visuellen Vorstellungen höher als bei beiden
Kontrollbedingungen (p = 0.034 gegen "Ja-Nein", 0.026 gegen Low
Imagery). In beiden Thalami war die Durchblutung bei visuellen
Vorstellungen höher als bei Low Imagery Sätzen (p = 0.019 links,

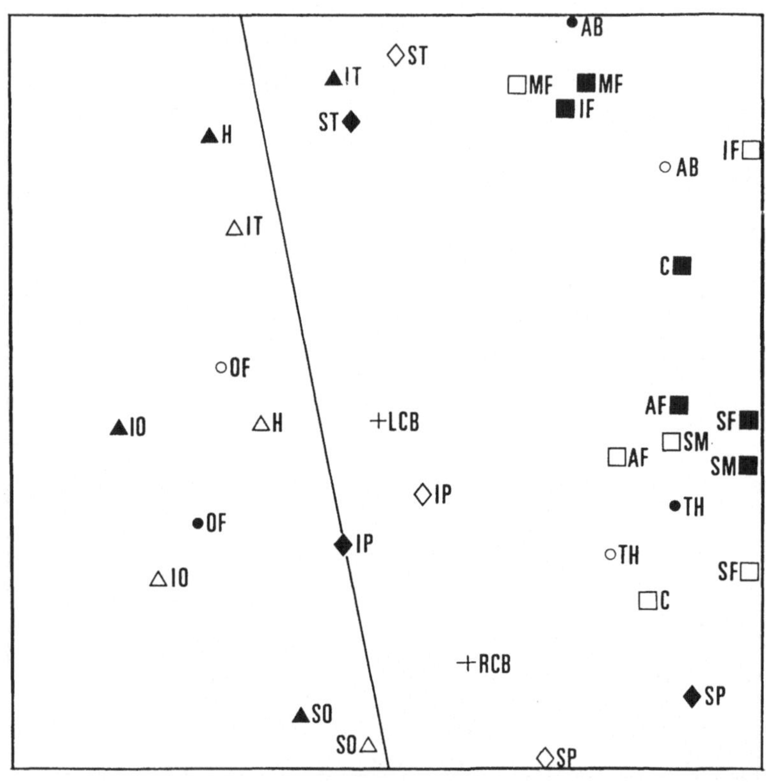

Abbildung 5C: *SSA für visuelle Vorstellungssätze. Der kontinuierliche Raum, der das vermutete Vorstellungssystem umschließt, ist links abgetrennt.*

0.034 rechts), im rechten Thalamus auch höher als bei "Ja-Nein" (p = 0.045).Die Korrelationen zwischen den regionalen Aktivitätsraten innerhalb jeder Bedingung wurden wieder mittels Smallest Space Analysis (SSA) untersucht. Es ergaben sich befriedigende dreidimensionale Lösungen (Guttman Lingoes Coefficient of Alienation zwischen 0.13 und 0.17). Abbildung 4 zeigt die Projektionen auf die ersten zwei Dimensionen, die die wesentliche strukturelle Information enthalten.

Für die Interpretation der SSA ergab sich aus dem ersten

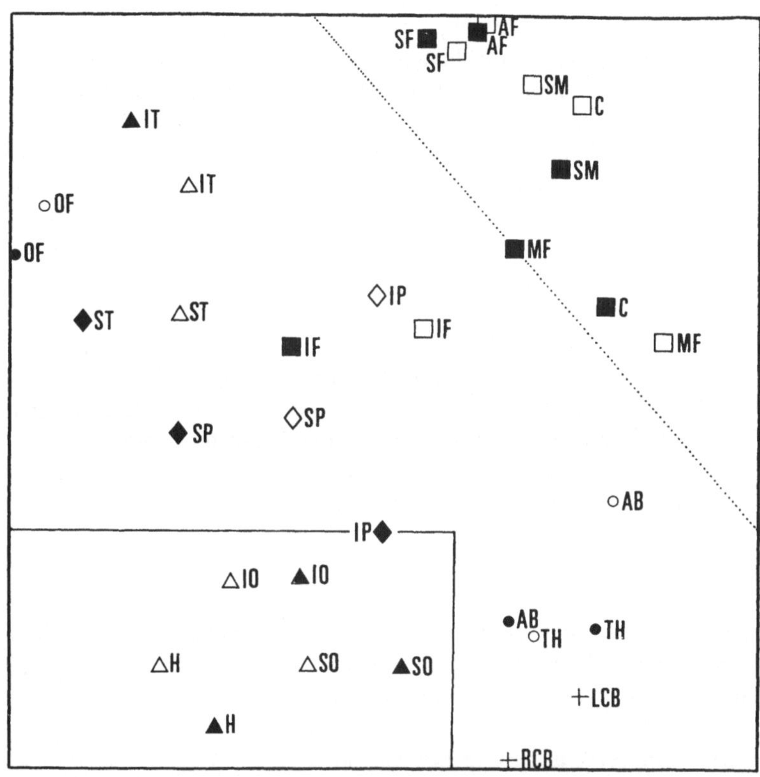

Abbildung 5D: *SSA für motorische Vorstellungssätze. Zusätzlich zum kontinuierlichen Raum des visuellen Vorstellungssystems ist rechts oben ein mögliches System für motorische Aktionen abgetrennt*

Experiment die Hypothese, daß beim bildlichen Vorstellen ein funktionelles System aus okzipitalen und inferior-temporalen Regionen gebildet wird.

Kontinuierliche Räume, die den unteren und oberen Okzipitallappen und die Hippokampusregion umfaßten, konnten in allen Bedingungen definiert werden. Bei motorischen Vorstellungssätzen enthielten sie keine zusätzliche Region, bei visuellen Vorstellungen die rechte laterale inferior-temporale und beide orbitofrontale Regionen. In beiden Vorstellungsbedingungen war es möglich, aber nicht unbedingt notwendig, den linken unteren Parietallappen ebenfalls in den kontinuierlichen Raum einzubeziehen. In den beiden Kontrollbedingungen war die Zahl der zusätzlichen Regionen im kontinuierlichen Raum größer: In der "Ja - Nein" Bedingung waren neben beiden orbitofrontalen Regionen die vorderen Basalganglien beider Seiten und der rechte Thalamus enthalten, bei Low Imagery Sätzen ebenfalls die orbitofrontalen Regionen, beide inferior-temporale Regionen, beide Thalami, das rechte Zerebellum und die rechte supplementär motorische Area. Im Unterschied zum ersten Experiment waren die lateral inferior-temporalen Regionen kein konstanter Bestandteil des Vorstellungssystems. Auch war die Spezifität des Vorstellungssystems weniger klar als im ersten Experiment. Der Unterschied zwischen Vorstellungs- und Kontrollbedingungen ging aber in die erwartete Richtung: Das System umschloss bei Vorstellungsaufgaben weniger unvorhergesehene Regionen als bei Kontrollbedingungen.

Diskussion

Es werden zunächst alle Unterschiede zwischen der visuellen Vorstellungsbedingung und den Kontrollbedingungen diskutiert, dann die zwischen motorischen und visuellen Vorstellungen.

Inferior-temporale und okzipitale Regionen

Die im ersten Experiment nur in einzelnen Studien beobachtete Aktivierung des linken unteren Okzipitallappens durch bildliches Vorstellen zeigte sich nun auch statistisch im Vergleich der visuellen Vorstellungsbedingung mit den Kontrollbedingungen. Ob dem eine allgemein prominente Funktion dieser Region bei bildlichen Vorstellungen zu Grunde liegt (Farah 1984) oder ob die linksseitige Lateralisierung nur durch die verbale Natur der Vorstellungsaufgabe zustande kam (Paivio und TeLinde 1982), konnte nicht entschieden werden, da beide Versuchsbedingungen sprachliche Aufgaben prüften.

Die SSA bestätigte im wesentlichen die aus dem ersten Experiment gezogene Schlußfolgerung, daß bildliche Vorstellungen zur Bildung eines bilateralen funktionellen Systems aus inferior-temporalen und okzipitalen Regionen führen. Das positive Resultat, daß sich das vorhergesagte System in der passenden Bedingung fand, ist wichtiger als die einschränkende Feststellung, daß sich ähnliche strukturelle Zusammenhänge auch in den Kontrollbedingungen definieren ließen (Guttman 1967, Canter 1985). Im Unterschied zum ersten Experiment war von den lateralen inferior-temporalen Regionen nur die rechte ins System einbezogen. Andererseits ergab aber der Vergleich der Mittelwerte signifikante Erhöhungen bei visuellen Vorstellungen nicht nur in beiden Hippokampusregionen, sondern auch in der linken lateralen inferior-temporalen Region. Die Frage, ob die Koaktivierung des ganzen unteren Temporallappens im ersten Experiment ausschließlich auf die Speicherung neuer Information im episodischen Gedächtnis zu beziehen war oder ob doch der ganze untere Temporallappen am bildlichen Vorstellen beteiligt ist, blieb weiter offen. Bemerkenswert ist jedenfalls, daß die Anstiege im Hippokampus, besonders im linken, statistisch verläßlicher waren als die der linken inferior-okzipitalen Region.

Links inferior-parietale Region

Anders als im ersten Experiment konnte nunmehr der linke untere Parietallappen in das Vorstellungssystem einbezogen werden. Die Aufgabe verlangte die Beurteilung der Aussagen von ganzen Sätzen. In der Einleitung wurde ausgeführt, daß der linke untere Parietallappen eine führende Funktion in der Organisation des Zusammenhangs des Wissens im semantischen Gedächtnis haben dürfte. Es erscheint plausibel, daß er ins bildliche Vorstellen involviert ist, wenn die Aussage eines Satzes beurteilt werden muß, aber nicht, wenn einzelne Worte den Inhalt der Vorstellung bestimmen.

Orbitofrontale Regionen

Die Einbeziehung der orbitofrontalen Regionen in das Vorstellungssystem der SSA ist schwer zu interpretieren. Dieser Teil des Frontallappens wird allgemein als eine Verbindungsstelle zwischen limbischem System und präfrontalen Rindenfeldern aufgefaßt (Stuss und Benton 1986). Läsionen führen eher zu Störungen des Antriebs und der emotionalen Reaktionen als zu Einschränkungen der intellektuellen Leistungsfähigkeit (Kleist 1934, Luria 1980). Es wäre verlockend, seine Einbeziehung in ein auf visuelle Vorstellungen spezialisiertes System als eine Gegenstück zur engen Verbindung zwischen visuellen Phantasien und emotionalen Reaktionen aufzufassen (Sheikh und Jordan 1983, Przybyla et al. 1983), doch ist nicht recht einzusehen, warum etwa die Vorstellungsfrage nach der Größe einer Grapefruit stärkere emotionale Besetzungen aktivieren soll als die Low Imagery Frage nach dem Schicksal Josef Goebbels.

Präfrontale Rindenfelder

Auf Grund der geänderten Abgrenzung der Regionen waren präfrontale Rindenfelder nunmehr in den anterior- und mediofrontalen Regionen anzunehmen. In den anterior-frontalen Regionen waren die Mittelwerte in den Kontrollbedingungen höher als in beiden Vorstellungsbedingungen, im linken anterioren Frontallappen erreichte der Einzelvergleich zwischen Low Imagery Sätzen und visuellen Vorstellungssätzen auch statistische Signifikanz. Bei den Low Imagery Fragen wurden mehr Fehler gemacht als bei den Vorstellungssätzen, sie waren also schwerer. Die Probanden waren ausdrücklich angewiesen, Strategien anzuwenden, um trotzdem zu Beurteilungen zu kommen. Wie in der Vorstellungsbedingung des ersten Experiments wurde also die zentrale Kontrolle des Arbeitsgedächtnisses für die bewußte Anwendung einer Strategie benötigt. Die Anweisung, in der "Ja - Nein" Bedingung auf "Nein" mit einer positiven Antwort zu reagieren, war als Analogie zu den Satzbeurteilungen gedacht, in denen auf falsche Sätze reagiert werden sollte. Es wäre aber vorstellbar, daß die Anweisung, bei "Ja" nicht zu reagieren, eine aktive Unterdrückung der spontanen positiven Reaktion erforderte, die ebenfalls von der zentralen Kontrolle überwacht werden mußte. Lang et al. (1983) untersuchten die elektrischen Hirnpotentiale von Probanden, die mit einem Griffel einen Stimulus verfolgen mussten, der sich auf einem Bildschirm bewegte. In einer Kontrollbedingung folgten sie den Bewegungen des Stimulus, in einer Lernbedingung mußten sie seine Bewegungen spiegelverkehrt nachvollziehen. Beim spiegelbildlichen Nachfahren waren die negativen Potentiale über frontalen Rindenfeldern signifikant höher, und es bestand eine umgekehrte Korrelation zwischen ihrer Höhe und der Zahl der Fehler. Die höhere Aktivität der frontalen Rindenfelder beim spiegelbildlichen Nachfahren könnte darauf bezogen werden, daß der spontane Impuls unterdrückt werden mußte, den Stimulus direkt zu verfolgen.

Jedenfalls spricht die Tatsache, daß die frontale Aktivität nunmehr in den Kontrollbedingungen höher war als in den Vorstellungsbedingungen, gegen eine spezifische Funktion des Frontallappens im bildlichen Vorstellen.Sie läßt sich eher durch verschiedene Beanspruchungen der zentralen Kontrolle des Arbeitsgedächtnisses erklären.

Thalamus

Die Erhöhung der Aktivität in beiden Thalami bei bildlichen Vorstellungen war ein unerwarteter Befund. Die SSA zeigte keinen strukturellen Zusammenhang zwischen inferior-temporalen und okziptalen Regionen und den Thalami. Es dürfte also keine Kette der Informationsbearbeitung zwischen Thalamus und visuellen Rindenfeldern bestehen. Die Thalami könnten wie die präfrontalen Regionen eine Kontrollfunktion haben, die aber entweder das bildliche Vorstellen selbst betrifft oder zumindest einen Aspekt der Versuchsbedingungen, der in den Vorstellungsaufgaben stärker ausgeprägt war als in den Kontrollbedingungen.

Hemisphärenasymmetrie

Von der leichten "Ja - Nein" Aufgabe zu den Satzbeurteilungen kam es zu einer signifikanten Linksverschiebung der Hemisphärenasymmetrie. Wie im ersten Experiment erschien die Aktivierung der linken Hemisphäre damit von der Stärke der Konzentration auf die Aufgabe abhängig. Die relative Aktivierung der rechten Hemisphäre in der "Ja - Nein" Aufgabe könnte daher als Zeichen erhöhter Aufmerksamkeit für Hintergrundreize aufgefaßt werden. Dazu paßt gut, daß sie in erster Linie parietale und posteriore Hirnregionen betraf. Der Hemisphärenindex für Low Imagery

Sätze und Vorstellungssätze war nahezu identisch. Das heißt nicht unbedingt, daß visuelle Vorstellungen im gleichen Masse links lateralisiert sind wie das sprachliche semantische Gedächtnis. Die Lateralisierung kann auch durch den sprachlichen Kontext der Vorstellungsaufgabe erklärt werden. Sie bedeutet, daß bildliche Vorstellungen keine alleinige Domäne der rechten Hemisphäre sein können, aber sie schließt nicht aus, daß bildliche Vorstellungen in einer visuospatialen Aufgabe die rechte Hemisphäre aktivieren.

Visuelle und motorische Vorstellungen

Die SSA der motorischen Vorstellungssätze zeigte das gleiche funktionelle System inferior-temporaler und okzipitaler Regionen wie die der visuellen Vorstellungen, es fehlten aber die signifikanten Anstiege der Hirndurchblutung in beteiligten Regionen. Da die SSA individuelle Unterschiede innerhalb der Gruppen auswertet, könnte ihr Ergebnis bedeuten, daß in individuell verschiedenem Ausmaß zusätzlich zu den motorischen Vorstellungen visuelle gebildet wurden. Da nur ein Teil der Probanden visuelle Vorstellungen hatte, waren die Erhöhungen der Mittelwerte in den beteiligten Regionen schwächer als bei der rein visuellen Bedingung und erreichten keine statistische Signifikanz. Beim Vergleich der Mittelwerte der visuellen und der motorischen Bedingung fällt auf, daß der größte Unterschied in der mediobasal gelegenen Hippokampusregion auftrat, während die Werte der superior-okzipitalen Regionen so gut wie identisch waren. Relativ zum allgemeinen Niveau der Durchblutung der sekundär visuellen Rindenfelder war also in der motorischen Bedingung die Durchblutung in dorsalen, in der visuellen Bedingung in basalen Abschnitten höher. Dieser Unterschied könnte der verschieden starken Beteiligung der beiden visuellen Systeme entsprechen.

In beiden Zentralregionen war die Aktivität bei motorischen Vorstellungen höher als bei visuellen. Die Betrachtung der Werte der Kontrollbedingungen deutet allerdings darauf hin, daß dieser Unterschied eher durch besonders niedrige relative Aktivitätsraten in der visuellen Bedingung als durch erhöhte Werte der motorischen Bedingung zu Stande gekommen ist.

In der SSA der motorischen Vorstellungsbedingung konnte zusätzlich zum visuellen Vorstellungssystem noch ein kontinuierlicher Raum abgegrenzt werden, der beide Zentralregionen, beide supplementär motorischen Areale, beide mittleren Frontallappen, und eventuell auch beide anterior-frontale und superior-frontale Regionen enthielt. Zwar lagen die SSA Repräsentationen der beteiligten Regionen auch in allen anderen Bedingungen nahe beinander, doch waren immer noch parietale Regionen, Stammganglien oder Zerebellum dazwischen. In den Zentralregionen sollte der primäre motorische Cortex enthalten sein. Die supplementär motorische Area und die superior-frontale Region enthalten prämotorische Rindenfelder. Die mittlere frontale Region enthält überwiegend präfrontale Rinde, in ihrem hinteren Abschnitt dürfte sie aber auch prämotorischen Cortex umfassen. Die anterior-frontale Region besteht ausschließlich aus präfrontaler Rinde. Die Assoziation dieser Regionen spiegelt also eher eine Koaktivierung der gesamten Konvexität des Frontallappens wieder als ein Zusammenwirken motorischer und prämotorischer Rindenfelder. Da weder in diesem noch in den weiteren Experimenten andere motorische Vorstellungsbedingungen untersucht wurden, kann nicht entschieden werden, ob diese Assoziation verläßlich auftritt, wenn motorische Vorstellungen gebildet werden. Im Zusammenhang mit der gegenüber visuellen Vorstellungen gesteigerten Durchblutung der Zentralregion sollte aber doch die Möglichkeit diskutiert werden, daß sie spezifisch für die motorische Natur der Vorstellungsaufgabe ist.

Der kontinuierliche Raum umfaßt weder parietale Regionen noch Stammganglien, Regionen, die zweifellos in die Planung motorischer Aktionen involviert sind (Liepmann 1908a, Paillard 1982, Creutzfeld 1983). Die beteiligten prämotorischen Regionen dienen einerseits der Initiierung und zeitlichen Steuerung der Ausführung der motorischen Aktion (supplementär motorische Area), andererseits der Umsetzung eines generellen Bewegungsplans in koordinierte Einzelbewegungen (laterale prämotorische Rinde), also eher der Ausführung als der Planung der motorischen Aktion (Paillard 1982, Goldberg 1985, Deecke et al. 1985, Freund und Hummelsheim 1985). In der Zentralregion fanden Roland et al. (1980) keinerlei Anstieg der Durchblutung beim Vorstellen einer Bewegungssequenz, während ihre tatsächliche Durchführung zu einer deutlichen Mehrdurchblutung führte. Die funktionelle Assoziation dieser Regionen könnte bedeuten, daß die Probanden tatsächlich motorische Aktionen durchführten. Es könnte sein, daß sie die vorzustellenden Bewegungen mit sehr geringen, äußerlich nicht bemerkbaren Bewegungsamplituden durchführten, oder daß sie die Abfolge der Muskelkontraktion isometrisch durchlaufen ließen, indem sie die tatsächliche Bewegung durch Innervation der muskulären Antagonisten unterdrückten. Auf die mögliche Rolle solcher subliminalen Muskelaktionen für das Vorstellen motorischer Aktionen wird im letzten Kapitel eingegangen.

Bildliche Vorstellungen in einer visuospatialen Aufgabe

In den bisherigen Experimenten wurden bildliche Vorstellungen im Kontext verbaler Aufgaben untersucht. Es wäre denkbar, daß die dabei gefundenen Durchblutungsmuster eher auf eine Wechselwirkung zwischen bildlichem Vorstellen und verbalem Denken als auf das Vorstellen an sich zurückzuführen sind. Das folgende Experiment prüfte eine adaptierte Form der von Brooks (1968) entwickelten Aufgabe, bei der Probanden die Lage der Eckpunkte von Buchstaben beurteilen müssen. Die Annahme, daß es sich dabei um eine visuospatiale Aufgabe handelt, stützte sich auf die von Brooks nachgewiesene Interferenz zwischen der Aufgabe und der räumlichen Exploration eines Schirms, auf dem die Antworten verteilt sind, sowie darauf, daß in der gleichen Aufgabe rechtshirnig geschädigte Patienten gestört waren, während sich die Leistung linkshirnig geschädigter Patienten nicht von der gesunder Kontrollen unterschied (siehe nächstes Kapitel).

Experiment 3

Es wurden 18 Probanden untersucht. Wie in den bisherigen Experimenten hatten sie die Augen verbunden, trugen Kopfhörer und hielten in einer Hand - je zur Hälfte der linken oder der rechten - ein Lämpchen. Die Injektion des Isotops Tc-99-HMPAO erfolgte bereits 20 Sekunden nach Beginn der Aufgabe, die knapp 5 Minuten dauerte. Jeder Proband wurde in zwei Bedingungen untersucht, wobei eine Hälfte mit der Vorstellungsbedingung, die andere mit der Kontrollbedingung begann.

Vorstellungsbedingung: Eckpunkte. Vor dem Versuch studierten die Probanden ein Blatt, auf dem das Alphabet in aus Balken bestehenden Blockbuchstaben gezeichnet war. Sie wurden angewiesen, sie soweit zu lernen, daß sie fähig wären, die Art der Schrift selbst zu produzieren oder von anderen Schriften zu unterscheiden.

Während des Versuches hörten sie dann über ein Tonband je einen Buchstaben; sie sollten die Eckpunkte zählen und für jede Ecke einmal das Lämpchen drücken (Ein "K" hat 11 Ecken). Es wurden 23 Buchstaben gegeben, für die Antwort hatten sie 10 Sekunden Zeit, dann kam ein Piepston und der nächste Buchstabe.

Kontrollbedingung: Alphabet. Die Probanden hörten jeweils zwei Buchstaben; sie sollten zählen, wieviele Buchstaben im Alphabet dazwischen liegen und für jeden Buchstaben einmal das Lämpchen drücken (zwischen D und O sind es 11). Es wurden wieder 23 Aufgaben mit einem Abstand von 10 Sekunden gegeben. Die richtigen Lösungen ergaben in beiden Bedingungen die gleiche Sequenz von Lampensignalen.

In Brooks' Untersuchung bestand die Kontrollbedingung im Zählen von Hauptworten in einem Satz. Das Zählen von Buchstaben im Alphabet wurde gewählt, um den sprachlichen Bedeutungsgehalt beider Aufgaben gleich zu halten. Im Hinblick auf das bildliche Vorstellen erwies sich diese Änderung als wichtig. Buchstaben sind eine linguistische Einheit, die aus der Schriftsprache kommt. Analphabeten sind nicht fähig, von gesprochenen Worten einen Buchstaben wegzulassen, zum Beispiel "Mauer" zu "Maue", "Lauer" zu "Laue" und "Wanze" zu "Wanz" zu verkürzen (Morais 1987). Da das akustische Alphabet gemeinsam mit seiner geschriebenen Form gelernt wird, ist es nicht verwunderlich, daß bei manchen Menschen seine akustische Aufzählung automatisch die bildliche Vorstellung der geschriebenen Buchstaben erweckt.

Nach der Vorstellungsbedingung erhielten die Probanden einen Fragebogen zur Lebhaftigkeit bildlicher Vorstellungen ("VVIQ = Vividness of Visual Imagery Questionnaire", Marks 1973). Dabei sollen sich die Probanden Details zu vier Themen vorstellen - einen nahen Freund, einen Einkauf, eine Landschaft, ein Gewitter - und die Lebhaftigkeit der vorgestellten Bilder auf einer Skala von 1 = "Bild völlig klar und lebendig, wie wenn Sie den Gegenstand wirklich vor sich sehen" bis 5 = "Gar kein Bild, Sie wissen bloß, daß Sie sich den Gegenstand vorstellen" beurteilen. Ein weiterer Fragebogen betraf die beim Lösen der Aufgabe angewandten Strategien und forderte, die Lebhaftigkeit der vorgestellten Buchstaben nach der gleichen Skala zu beurteilen. Nach der Kontrollaufgabe füllten die Probanden ebenfalls einen Fragebogen über die angewandten

Strategien aus, dessen wichtigste Frage war, ob sie sich die Buchstaben des Alphabets bildlich vorgestellt hatten oder nicht.

Ergebnisse

Die Auswertung der Fragebögen zeigte, daß tatsächlich verschiedene Strategien angewandt wurden, um die Aufgaben zu lösen. Alle Probanden hatten sich in der Vorstellungsbedingung die Buchstaben bildlich vorgestellt, wobei aber je die Hälfte der Probanden einen "prototypischen" Buchstaben oder eine konkrete Erinnerung an die zuvor studierten Buchstaben vor sich sah und ebenfalls je die Hälfte den ganzen Buchstaben auf einmal oder immer nur Teile davon sah. Vierzehn Probanden hatten das Gefühl, den Buchstaben mit Augenbewegungen nachgefahren zu sein, sieben hatten auch Kopfbewegungen empfunden und acht hatten sich vorgestellt, den Buchstaben mit der Hand zu schreiben. In der Kontrollbedingung hatten alle Probanden die Aufgabe durch innerliches Vorsprechen des Alphabets gelöst, acht von ihnen hatten aber zusätzlich eine bildliche Vorstellung der Buchstaben. Es fand sich ein - statistisch allerdings nicht signifikanter - Zusammenhang zwischen dem spontanen Auftreten bildlicher Vorstellungen in der Kontrollbedingung und der Lebhaftigkeit der bildichen Vorstellung in der Vorstellungsbedingung (hier konnten nur 16 Probanden ausgewertet werden, da zwei vergessen hatten, die Lebhaftigkeit der Vorstellung der Buchstaben zu klassifizieren): Die Probanden mit spontanen Vorstellungen in der Kontrollbedingung beurteilten die Lebhaftigkeit ihrer Vorstellung in der Vorstellungsbedingung mit 1.6 ± 0.8, die Probanden ohne spontanes bildliches Vorstellen mit 2.8 ± 1.6. Ein ähnlicher Unterschied fand sich für den VVIQ. Probanden, die ihre bildlichen Vorstellungen allgemein lebhafter empfanden, tendierten also eher dazu, spontan bildliche Vorstellungen auch dann zu produzieren, wenn sie zur Lösung der Aufgabe nicht nötig waren.

Tabelle 5 zeigt die Zahl der Fehler und die mittleren lokalen Aktivitätsraten in den beiden Bedingungen sowie ihre Korrelationen zur Lebhaftigkeit der Vorstellung beim Eckpunktezählen (Spearman - Rangkorrelation). Zum VVIQ ergaben sich keine signifikanten Korrelationen. Die einzigen signifikanten Unterschiede

Tabelle 5

| | | Aktivitätsrate | | | | Korrelation zur Lebhaftigkeit | |
| | | Alphabet | | Eckpunkte | | der Vorstellung (*:p<0.05) | |
		M	SA	M	SA	Alphabet	Eckpunkte
Supplem.	L	102.0	4.5	100.2	5.5	.21	-.19
motorisch	R	102.0	5.3	100.5	5.5	-.14	-.16
Superior	L	89.5	4.1	89.7	3.1	-.25	-.41
Frontal	R	91.0	3.6	90.1	3.5	-.11	-.48*
Anterior	L	105.6	3.8	105.5	4.4	-.77*	-.53*
Frontal	R	106.4	3.1	106.2	3.7	-.44*	-.35
Medio	L	97.1	2.9	97.2	4.4	-.32	-.43*
Frontal	R	98.4	3.5	97.9	4.2	-.58*	-.61*
Inferior	L	103.2	3.5	101.5	4.1*	-.39	-.38
Frontal	R	106.8	4.0	104.5	3.0*	-.14	-.48*
Orbito	L	98.7	4.3	99.5	8.0	-.25	.35
Frontal	R	99.8	5.2	100.3	8.3	.05	.41
Central	L	87.4	2.0	87.3	1.9	-.05	-.19
	R	90.2	3.5	90.0	3.5	-.19	-.28
Superior	L	94.2	2.9	95.1	2.6	.06	.36
Parietal	R	95.3	2.6	95.2	3.7	.08	-.06
Inferior	L	96.1	2.9	95.7	2.6	-.04	-.23
Parietal	R	97.5	3.9	96.8	2.7	.18	.24
Superior	L	101.6	3.6	100.7	3.6	-.04	.33
Temporal	R	105.4	3.3	104.3	3.8	.13	.25
Inferior	L	90.8	4.6	91.8	5.7	.43*	.45*
Temporal	R	93.8	4.3	94.8	5.5	.24	.48*
Hippo-	L	88.7	5.5	90.0	6.9	.42	.25
campus	R	87.7	5.3	88.5	7.8	.47*	.45*
Superior	L	108.2	6.1	108.7	5.2	.02	.04
Occipital	R	109.4	5.3	108.9	4.6	.22	.07
Inferior	L	107.4	5.6	108.9	4.5	.35	.41
Occipital	R	108.4	6.0	108.4	6.0	.36	.15
Basal	L	107.6	6.4	107.7	4.3	.41	-.19
Ganglien	R	109.1	6.5	110.2	5.1	.29	-.06
Thalamus	L	106.7	6.8	108.7	6.2	-.14	.08
	R	106.8	6.6	109.3	7.5	.11	-.15
Cerebellum	L	107.3	6.4	109.7	4.4	.25	-.07
	R	108.9	5.4	110.3	4.6	.06	-.32
Links/Rechts		98.6	1.4	99.0	2.0	-.13	-.28
Fehler		4.4	4.9	6.9	3.0	-.11	.17

zwischen den lokalen Aktivitätsraten betrafen die inferior-frontalen Regionen beider Hemisphären, in denen die Durchblutung in der Kontrollbedingung höher war. Dieser Unterschied ist am ehesten auf die Aktivität des Brocaschen Sprachzentrums und seines rechtshemisphärischen Homologs beim innerlichen Vorsprechen des Alphabets zu beziehen (Larsen et al. 1978). In den inferior-temporalen und inferior-okzipitalen Regionen waren die Werte in beiden Bedingungen nahezu ident, und es fand sich auch in der Vorstellungsbedingung keine Asymmetrie der inferior-okzipitalen Durchblutung zu Gunsten der linken Hemisphäre. Die Berechnungen wurden auch getrennt für die durch die verschiedenen Strategien definierten Untergruppen durchgeführt. Die Strategien beim Eckpunktezählen hatten keinen verläßlichen Einfluß auf die Durchblutungswerte. Hingegen fand sich bei den Probanden, die in der Kontrollbedingung keine bildlichen Vorstellungen entwickelten, tatsächlich ein Anstieg der Durchblutung von der Kontroll- zur Vorstellungsbedingung in der linken inferior-okzipitalen Region (106.9 ± 5.6 zu 110.0 ± 4.2, p = 0.20) und in der linken Hippokampusregion (87.6 ± 5.5 zu 90.5 ± 6.1, p = 0.23) , während bei denen, die in beiden Bedingungen Buchstaben vor sich sahen, die Werte dieser Regionen praktisch gleich blieben (inferior-okzipital: 108.0 ± 6.0 zu 107.4 ± 4.7, p = 0.74; Hippokampus: 90.0 ± 5.5 zu 89.4 ± 8.1, p = 0.85).

Die Lebhaftigkeit der bildlichen Vorstellung beim Eckpunktezählen korrelierte negativ mit anterior-, medio- und inferior-frontalen Durchblutungswerten beider Bedingungen und positiv mit Werten der inferior-temporalen, Hippokampus- und in geringerem Maße auch inferior-okzipitalen Regionen: Probanden mit lebhaften

---

*Nächste Doppelseite: **Abbildung 6A,B:** Zusammenhänge der lokalen Aktivitätsraten inferior-temporaler, inferior-okzipitaler und frontaler Regionen zur Lebhaftigkeit der visuellen Vorstellung beim Eckpunktezählen. Kreise: Werte der Probanden, die beim Zählen des Alphabets keine spontanen bildlichen Vorstellungen hatten; Karos: Werte der Probanden, die auch beim Alphabet die Buchstaben vor sich sahen. Schwarze Symbole: Werte für Eckpunkte; leere Symbole: Werte für Alphabet. Horizontale Achse: Lebhaftigkeit der Vorstellung des Buchstaben; vertikale Achse: Relative lokale Aktivitätsrate*

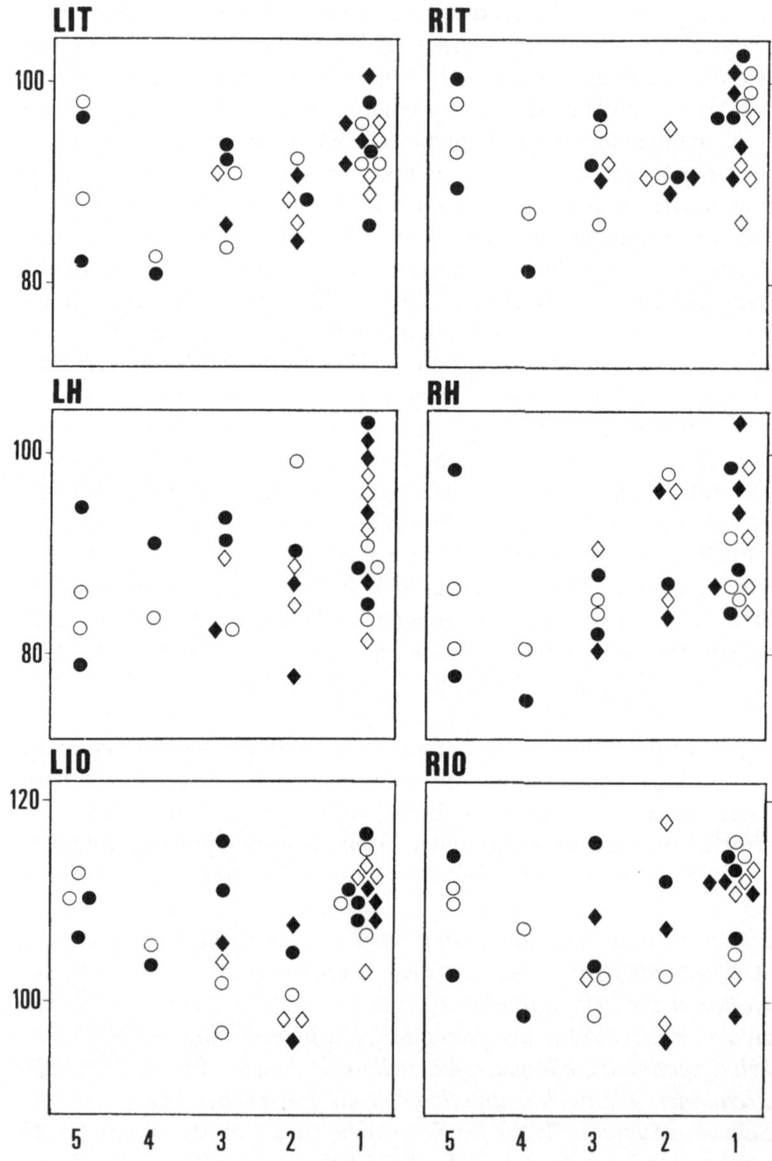

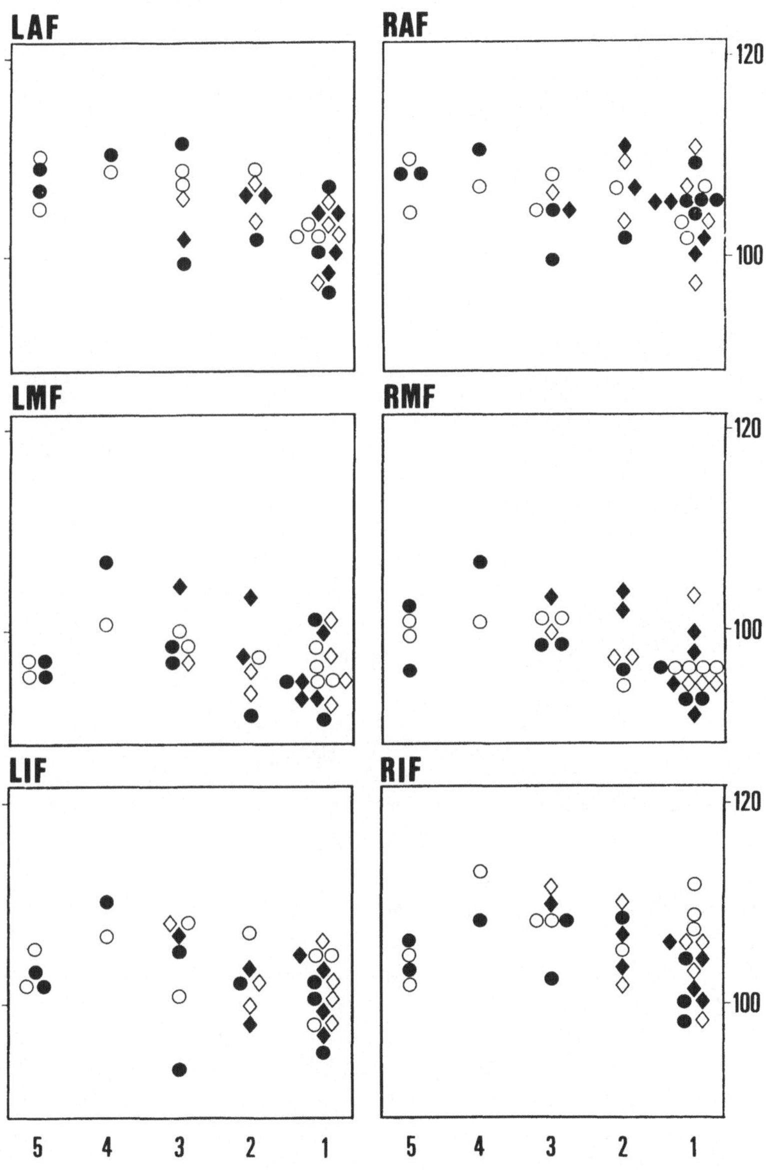
LAF
RAF
LMF
RMF
LIF
RIF
120
120
120
100
100
100
5 4 3 2 1
5 4 3 2 1

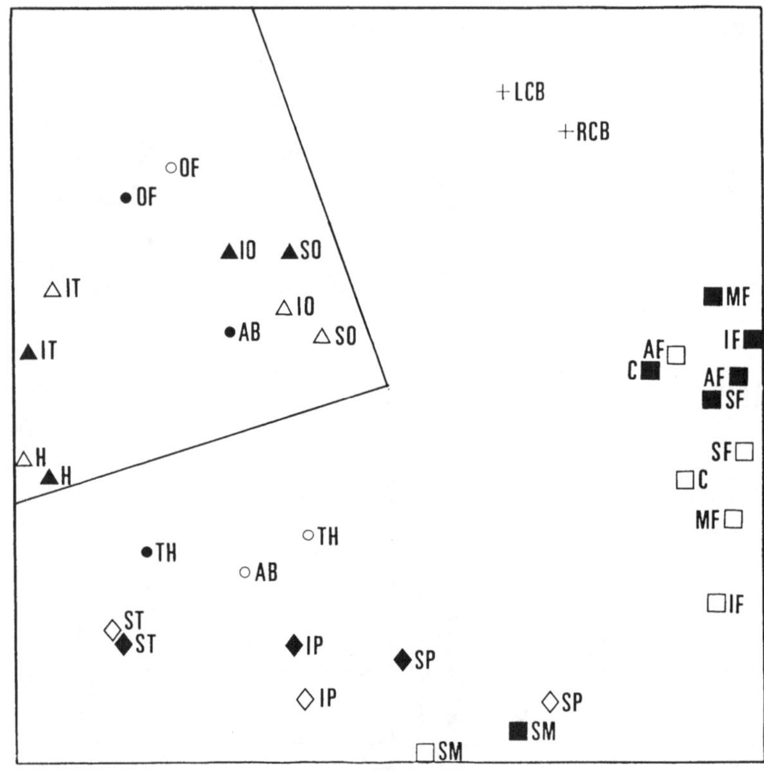

Abbildung 7A: *SSA für Zählen des Alphabets. Abkürzungen und Bedeutung der Symbole wie in Abbildung 5*

Vorstellungen hatten, unabhängig von der Bedingung, eine niedrigere Durchblutung der lateral frontalen Hirnrinde und eine höhere der basalen temporalen und okzipitalen Rinde. Abbildung 6 zeigtdie lokalen Durchblutungswerte der einzelnen Probanden in Abhängigkeit von der Lebhaftigkeit der vorgestellten Buchstaben. Dabei wird deutlich, daß die Korrelationen dadurch abgeschwächt wurden, daß die beiden Probanden, die ihre Vorstellung mit 5 beurteilten - deren Vorstellungen also keinen wahrnehmungsartigen Charakter hatten - in ihrem Durchblutungsmuster denen mit den lebhaftesten Vorstellungen ähnelten.

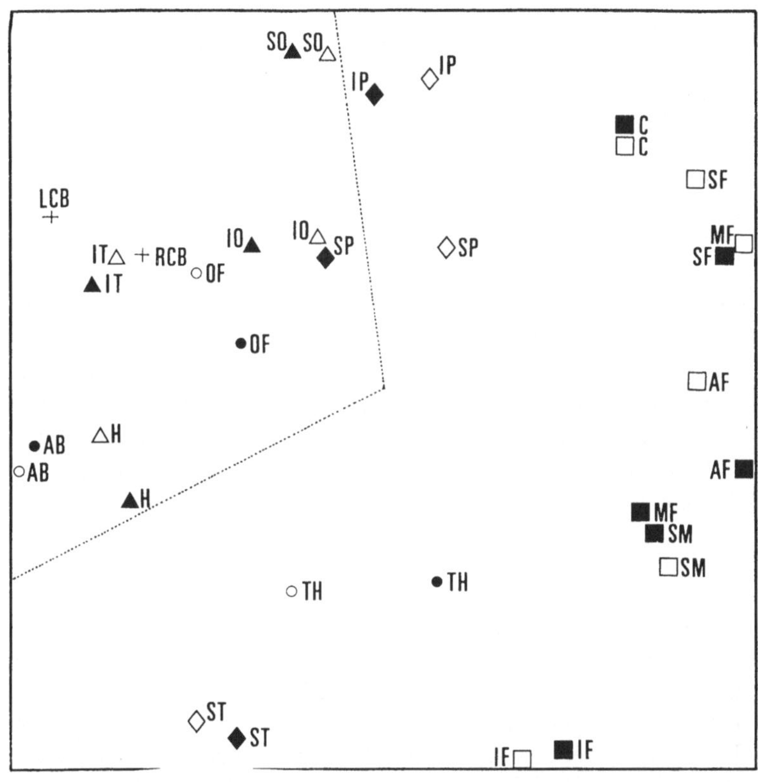

Abbildung 7B: *SSA für Zählen der Eckpunkte von Buchstaben*

Abbildung 7 A und B zeigen die SSA Analysen beider Bedingungen, und zwar die ersten zwei Dimensionen der dreidimensionalen Lösung (Guttman-Lingoes Coefficient of Alienation = 0.143 für Alphabet und 0.169 für Eckpunkte). In beiden Bedingungen fand sich eine axiale Gegenüberstellung von frontalen und basalen Regionen, doch war diese in der Vorstellungsbedinung stärker ausgeprägt. Auch ließen sich in beiden Bedingungen kontinuierliche Räume definieren, die inferior-temporale und okzipitale Regionen umfassten. Im Gegensatz zum zweiten Experiment, das bildliche Vorstellungen im semantischen Gedächtnis untersuchte, waren auch die lateralen inferior-temporalen Regionen wieder im kontinuierlichen Raum enthalten. In der Vorstellungsaufgabe enthielt der kontinuierliche Raum zusätzlich die linken Basalganglien. Die orbitofrontalen Regionen konnten, aber mußten nicht eingeschlossen werden. Hingegen umfaßte der Raum in der Kontrollbedingung auf jeden Fall die orbitofrontalen Regionen, beide Basalganglien, die linke superior-parietale Region und zumindest das rechte Cerebellum.

Die SSA-Analysen wurden auch getrennt für die Probanden, die beim Zählen des Alphabets Buchstaben sahen, und jene, die keine spontanen bildlichen Vorstellungen hatten, gerechnet. Die klarsten Vorstellungssysteme fanden sich einerseits in der Vorstellungsaufgabe der Probanden mit spontanen Vorstellungen, andererseits aber in der Kontrollaufgabe der Probanden ohne spontane Vorstellungen. Dabei umfaßten aber diese Systeme jeweils nur basale temporale und okzipitale Regionen und nicht die superior-okzipitale Rinde.

Diskussion

Wie in den bisherigen Experimenten verfolgte auch diesmal die Auswertung der Daten zwei Ansätze: Beim Vergleich der lokalen Aktivitätsraten wird der Einfluß der Bedingung auf die ganze Gruppe der Probanden gemessen. Individuelle Unterschiede erscheinen als Streuung der Werte, die den Gruppenunterschied des Mittelwertes verschleiert. Bei der Analyse der Korrelationen werden hingegen die individuellen Unterschiede ausgewertet. Auf den Einfluß der Bedingung wird nur indirekt daraus geschlossen, daß sich individuelle Unterschiede unter verschiedenen Bedingungen verschieden auswirken.

Das hervorstechendste Ergebnis des jetzigen Experiments war, daß individuelle Unterschiede zwischen den Probanden die Ergebnisse weit stärker beeinflußten als der Unterschied zwischen den Aufgaben. Die Auswertung der Fragebögen ergab, daß tatsächlich beide Aufgaben in individuell verschiedener Art, mit verschiedenen Strategien gelöst werden konnten.

Alphabet

Alle Probanden hatten sich das Alphabet innerlich vorgesprochen. Die einzigen signifikanten Unterschiede zwischen den Bedingungen - die höheren Durchblutungswerte der Brocaschen Sprachregion und ihres rechtshirnigen Homologs beim Zählen des Alphabets - waren auf das innerliche Vorsprechen zurückzuführen. Die bildliche Vorstellung der Buchstaben, die manche Probanden spontan erzeugten, hatte keine funktionelle Rolle, das Zählen der Buchstaben erfolgte in allen Fällen akustisch. Leider wurden die Probanden in dieser Bedingung nicht nach der Lebhaftigkeit ihrer bildlichen Vorstellung gefragt. Möglicherweise verdeckt die Unterteilung in Probanden, die die Buchstaben vor sich sahen und jene, die das nicht taten, ein Kontinuum in der Lebhaftigkeit spontaner Vorstellungen: Sehr schwache spontane Vorstellungen zogen keine Aufmerksamkeit auf sich und wurden bis zum Ausfüllen der Fragebögen vergessen. Da die Vorstellungen nichts zur Lösung der Aufgabe beitrugen, wurden sie vielleicht auch von manchen Probanden als unwichtig und nicht erwähnenswert eingeschätzt. Trotzdem ergab die getrennte Auswertung der Gruppen Unterschiede, die zwar nicht signifikant waren, aber in die erwartete Richtung gingen: Bei Probanden, die spontane bildliche Vorstellungen angaben, waren die Durchblutungswerte links inferiorokzipital und in der linken Hippokampusregion ebenso hoch wie in der Vorstellungsbedingung, während sie bei denen ohne Vorstellungen niedriger waren. Rechtshirnig fand sich kein solcher Unterschied. Dieser Befund könnte dafür sprechen, daß die linkshirnige Lateralisierung in diesen Regionen auf das bildliche Vorstellen an sich und nicht auf den verbalen Gehalt der Aufgabe zu beziehen ist: Bei Probanden, die die Buchstaben nicht bildlich sahen, sondern nur innerlich vorsprachen, sollte die verbale Komponente dieser Aufgabe eher stärker, jedenfalls nicht schwächer ausgeprägt sein. Dennoch hatten sie dabei niedrigere linkshirnige Durchblutungswerte als in der Vorstellungsaufgabe.

Eckpunkte

Auch die Vorstellungsaufgabe wurde mit verschiedenen Strategien gelöst. Dabei variierte nicht nur die Lebhaftigkeit, sondern auch die Art und wahrscheinlich auch die funktionelle Bedeutung der bildlichen Vorstellungen. Alle Probanden bejahten die Frage, ob sie die Aufgabe durch bildliches Vorstellen des Buchstaben gelöst hatten, aber bei der Bewertung der Lebhaftigkeit der Vorstellung gaben zwei von ihnen an, daß sie "gar kein Bild" gehabt hatten. Fast alle Probanden hatten zumindest das Gefühl, daß sie die Umrisse der Buchstaben mit Augen-, Kopf- oder Handbewegungen verfolgten. Die Probanden hatten die Augen verbunden und Augenbewegungen wurden nicht dokumentiert. Körperbewegungen wurden nur bei einer Probandin beobachtet, die mit dem Lämpchen offensichtlich die Buchstaben nachzog. Jedenfalls wurden aber nicht ausschließlich visuelle, sondern auch motorische Vorstellungen zur Lösung der Aufgabe eingesetzt. Letzlich könnte die Verschiedenartigkeit der Strategien darauf hindeuten, daß die Aufgabe entweder als modalitätsspezifische visuelle Vorstellungsaufgabe oder als supramodale räumliche Aufgabe gelöst werden konnte und daß diese beiden Komponenten der Aufgabe individuell verschieden stark ausgenützt wurden.

Individuelle Unterschiede in der Lebhaftigkeit bildlicher Vorstellungen

Individuelle Unterschiede bestimmten die Ergebnisse stärker als die Unterschiede zwischen den Aufgabenstellungen. In beiden Bedingungen hatten manche Probanden visuelle Vorstellungen und andere keine oder nur schwache. Die Korrelationen zwischen lokalen Aktivitätsraten und der Lebhaftigkeit der vorgestellten Buchstaben bedeuten, daß diese individuellen Unterschiede in der Neigung, lebhafte visuelle Vorstellungen zu bilden, mit der Verteilung der regionalen Hirndurchblutung zusammenhingen: Personen mit lebhaften visuellen Vorstellungen hatten niedrigere Durchblutungswerte präfrontal und höhere inferior-temporal und okzipital.

Da in beiden Bedingungen bildliche Vorstellungen auftraten, kann dieser Zusammenhang in beiden Bedingungen auf den Akt des bildlichen Vorstellens bezogen werden: Probanden mit lebhafteren Vorstellungen in der Vorstellungsbedingung bildeten auch in der Kontrollbedingung lebhaftere spontane Vorstellungen und je höher die Aktivität inferior-temporaler und okzipitaler Regionen, desto lebhafter die Vorstellung. Andererseits waren lebhafte bildliche Vorstellungen mit einer Herabsetzung der Aktivität präfrontaler Regionen verbunden. Dieser Befund steht in Widerspruch zum ersten Experiment, in dem die bewußte Erzeugung bildlicher Vorstellungen zu einer Aktivierung präfrontaler Regionen führte. Allerdings waren in diesem Experiment die Probanden ausdrücklich angewiesen, bildliche Vorstellungen zu bilden, während die Vorstellungen im jetzigen Experiment ohne ausdrückliche Instruktion im Zuge der Aufgabenlösung auftraten und zumindest in der Kontrollbedingung gar nicht zur Lösung der Aufgabe beitrugen. Es könnte sein, daß im ersten Fall die Vorstellungen unter der zentralen Kontrolle des Arbeitsgedächtnisses standen, während sie im jetzigen Experiment aus der spontanen Aktivität visueller Rindenfelder entstanden und die zentrale Kontrolle andere Aspekte der Aufgabenlösung steuerte, möglicherweise sogar die bildlichen Vorstellungen als unerwünschten Nebeneffekt zu unterdrücken versuchte.

Störungen des bildlichen Vorstellens bei Patienten mit zerebralen Läsionen

Es gibt eine ganze Reihe von Fallstudien, in denen ein Verlust der bildlichen Vorstellungsfähigkeit oder des visuellen Träumens beschrieben wird (Adler 1944, 1950, Basso et al. 1980, Beyn und Knyzeva 1962, Bisiach et al. 1979, 1985, Botez et al. 1985, Brain 1950, 1954, Charcot 1883, Davidoff und Wilson 1985, Delacoux et al. 1985, Deleval et al. 1983, Epstein und Simmons 1983, Farah 1984, Farah et al. 1987, Gloning et al. 1966, Gomori und Hawryluck 1984, Greenberg und Farah 1986, Grossi et al. 1986, Hoff et al. 1962, Humphrey und Zangwill 1951, Jus et al. 1973, Klein und Stack 1953, Landis et al. 1982, 1986, Levine et al. 1985, Lhermitte und Pillon 1975, Macrae und Trolle 1956, Michel und Sieroff 1984, Murri et al. 1984, Nielsen 1955, Pena-Casanova et al. 1985, Pötzl 1928, Schaufold et al. 1985, Wapner et al. 1978, Wilbrand 1892). Darunter findet sich aber nur ein einziger Fall mit einem Verlust der visuellen Vorstellungsfähigkeit bei gänzlich ungestörter visueller Wahrnehmung, nämlich Fall 1 von Brain (1954): Der Patient beklagte einen Verlust der visuellen Vorstellungsfähigkeit sowie der visuellen Komponente seiner Träume nach einem Autounfall. Er war 8 Tage lang bewußtlos gewesen und hatte eine frontale Impressionsfraktur erlitten. Das EEG zeigte einen links parietookzipitalen Herd, dem möglicherweise eine okzipitale "Contrecoup" Verletzung zugrundelag. Der neurologische Status war aber völlig unauffällig. Der Patient konnte Objekte, die er sich nicht vorstellen konnte, aus dem Gedächtnis beschreiben. In der psychologischen Untersuchung fand sich lediglich eine Störung im Wechsler Bellevue Subtest Bilderordnen, der als besonders empfindlich für frontale Läsionen gilt. Die untersuchenden Psychologen bezweifelten, daß der Verlust der bildlichen Vorstellungen eine organische Ursache habe: "Both Dr. McFie and Dr. Zangwill raised the question whether the patient's loss of visualization could be neurotic and a reaction to the emotional stress associated with his accident in which his first wife was killed" (p.289). Auch Brain's Fall 2, ebenfalls mit einer traumatischen, vermutlich frontalen, Läsion, hatte keinerlei Wahrnehmungsstörung. Sein Vorstellungsvermögen war aber an sich erhalten, er konnte es bloß nicht willkürlich steuern: Er konnte sich Dinge vorstellen "if they come to me as an impression, but I can't make them come". Auch konnte er Gegenstände aus dem Gedächtnis beschreiben, wenn er dabei die Augen offen hielt, aber nicht bei geschlossenen Augen. Im weiteren Verlauf wurde der Patient wegen einer Depression hospitalisiert, verließ aber das Krankenhaus nach einem Tag und beging Selbstmord. Es liegt keine pathologisch anatomische Untersuchung des Falles vor.

Farah (1984) meinte, daß sich auch in manchen Fällen gemeinsamer Störung von visueller Wahrnehmung und visueller Vorstellung ein selektives Defizit der Erzeugung visueller Vorstellungen differenzieren läßt. Kriterium für eine Dissoziation zwischen Wahrnehmung und Vorstellung sei die erhaltene Fähigkeit, Gegenstände zu erkennen und abzuzeichnen bei gleichzeitiger Unfähigkeit, sie aus dem Gedächtnis zu beschreiben oder zu zeichnen. Dieses Kriterium erscheint keineswegs zwingend, wenn man bedenkt, daß relativ besseres Wiedererkennen bei gestörter freier Wiedergabe von Gedächtnisinhalten bei gesunden Versuchspersonen ebenso wie bei Patienten mit amnestischem Syndrom nachgewiesen werden kann (Meudell und Mayes 1982, Warrington und Weisskrantz 1970, Lhermitte und Signoret 1972). Diese Dissoziation bedeutet nicht unbedingt, daß der Akt der Wiedergabe an sich gestört ist. Wiedererkennen ist leichter als die freie Wiedergabe, weil die neuerliche Präsentation des zu erkennenden Inhalts seinen Abruf aus dem Gedächtnis erleichtert.

Eine Reihe von Untersuchungen belegen, daß supramodale Störungen der räumlichen Aufmerksamkeit und Exploration visuelle Vorstellungen ebenso betreffen können wie visuelle Wahrnehmungen. Patienten mit halbseitigen Aufmerksamkeitsstörungen vernachlässigen die betroffene Hälfte auch, wenn sie eine bildliche Vorstellung beschreiben oder beurteilen sollen (Bisiach et al. 1979, 1985, Ogden 1985). Wenn sie dann eine Vorstellung derselben Szene aus einem anderen Blickwinkel bilden, in dem die rechte und linke Hälfte vertauscht sind, beschreiben sie, was sie zuvor ausgelassen haben und lassen aus, was sie zuvor beschrieben haben (Bisiach et al. 1979). Patienten mit rechtshirnigen Läsionen und gestörter Auffassung räumlicher Verhältnisse sind auch beeinträchtigt, wenn sie Abstände zwischen Städten schätzen sollen, deren Lage auf der Landkarte sie sich bloß vorstellen, ohne sie vor sich zu sehen (Morrow et al. 1985).

Ein Ziel der eigenen Untersuchung war, das Verhältnis von Wahrnehmung und Vorstellung zunächst im Bereich visuospatialer Fähigkeiten systematisch zu untersuchen. Ein Teil der Testbatterie bestand daher einerseits aus visuospatialen Aufgaben, die kein bildliches Vorstellen erfordern, andererseits aus Aufgaben, die ebenfalls eine visuospatiale Komponente haben, aber nicht ohne den Einsatz bildlicher Vorstellungen gelöst werden können.

Während zur Frage des Verlusts willkürlich evozierter bildlicher Vorstellungen keine systematischen Studien an größeren Patientenzahlen vorliegen, gibt es solche über den Verlust des Träumens nach Hirnläsionen (Greenwood et al.1977, Hoppe 1977, Epstein und Simmons 1983, Jus et al. 1973, Michel und Sieroff 1984, Murri et al. 1984, Schamfald et al.1985). Die Interpretation der Ergebnisse ist insofern problematisch, als nur die Erinnerung an die Träume untersucht werden kann, und ein Verlust derselben auch durch rasches Vergessen des Traumes verursacht sein kann. Einige Untersucher weckten daher die Patienten unmittelbar nach REM-Schlafphasen (Greenwood et al.1977, Jus et al.1973, Michel und Simmons 1983), da diese meist mit Träumen verbunden sind. Dadurch wird jedoch die Möglichkeit einer Gedächtnisstörung als Ursache fehlender Erinnerung an den Traum nicht ausgeschlossen. Es könnte schon die Ablenkung durch Wecken und Befragen ausreichen, einen Verlust der Erinnerung an den Traum zu provozieren. Eine Gedächtnisstörung als Ursache des Traumverlustes wäre unwahrscheinlich in Fällen, in denen nur der visuelle Trauminhalt verloren ist, aber Träume ohne visuelle Vorstellungen berichtet werden. Dies wurde an einigen wenigen Einzelfällen beobachtet. Einer davon war der erwähnte Patient 1 von Brain, die anderen (Adler 1944, 1950, Wilbrand 1892) hatten schwere visuoperzeptive Störungen im Sinne einer apperceptiven Agnosie. Pötzl (1928) meinte, daß in diesen Fällen der Traumverlust eine Folge der visuoperzeptiven Störung sein könne. Pötzl hatte nachgewiesen, daß es gerade Inhalte aus dem nicht aufmerksam wahrgenommenen Hintergrund des Sehbildes sind, die im Traumbild wiederauftauchen. Im Falle apperceptiv agnostischer Störungen fehlt dieser "Hintergrund", weil die Wahrnehmung nur stückweise und mit voller Aufmerksamkeit möglich ist, daher fehlt das Material für visuelle Träume.

Die umfangreichste Untersuchung des Träumens nach zerebralen Läsionen ist die von Murri et al. (1984). Die Autoren befragten 53 Patienten mit fokalen Hirnläsionen 10 Tage lang jeden Morgen nach ihren Träumen, und fanden, daß Patienten mit posterioren - rechts oder linkshirnigen - Läsionen häufiger einen Traumverlust angaben als solche mit frontalen Läsionen. Der Traumverlust war fast immer mit gestörten Leistungen in visuoperceptiven Tests verbunden, die Gedächtnisleistungen der Patienten wurden nicht untersucht. Hingegen fanden Jus et al. (1973), die ihre Patienten unmittelbar nach REM Phasen befragten, daß Schizophrene nach frontaler Leukotomie weit seltener Träume berichteten als solche ohne psychochirurgischen Eingriff. Auch in dieser Studie wurden aber Gedächtnisleistungen nicht geprüft.

In der eigenen Untersuchung wurden alle Patienten gefragt, ob ihnen seit Beginn der Erkrankung eine Änderung der Frequenz oder des Charakters der Träume aufgefallen sei. Kein Patient gab einen Traumverlust an. Einige Patienten - sowohl Kontrollen als solche mit Hirnschädigung - gaben eine Verminderung der Traumfrequenz im Krankenhaus an, die sie glaubwürdig auf abendliche Einnahme von Schlafmitteln zurückführten. Vor allem ältere Patienten antworteten häufig, daß sie seit jeher selten oder gar nicht träumen.

Über die Neuropsychologie des Effekts bildlichen Vorstellens auf verbale Gedächtnisleistungen liegen einige sehr exakte Studien vor, die sich aber nur einen kleinen Ausschnitt aus der Zahl möglicher Hirnläsionen befassen. Jones Gotman (1974, 1978, 1979) untersuchte Patienten nach Resektionen des medialen Temporallappens. In einer ersten Untersuchung (1974) fand sie, daß Patienten mit einseitigen Resektionen von einer Anweisung, bildliche Vorstellungen als mnemonische Hilfe zu verwenden, ebenso profitieren wie normale Kontrollen, wobei allerdings nach linksseitigen Resektionen das Gesamtniveau der verbalen Gedächtnisleistung niedriger war. Patienten mit beidseitigen Läsionen und globaler Amnesie konnten hingegen ihre Leistungen durch bildliches Vorstellen nicht verbessern. In weiteren Untersuchungen (1978, 1979) konnte sie zeigen, daß auch rechtsseitig operierte Patienten ohne allgemeine verbale Gedächtnisstörung vom bildlichen Vorstellen weniger profitierten als Kontrollen, wenn lange Wortlisten gelernt wurden und das Gedächtnis nicht unmittelbar nach Präsentation, sondern erst nach einem längeren Intervall geprüft wurde. Die Interpretation dieser Ergebnisse als Beleg für eine Dominanz des rechten Temporallappens für bildliche Vorstellungen ist aber insofern problematisch, als ein mögliches Vorstellungsdefizit der linkshirnigen Patienten durch die allgemeine verbale Gedächtnisstörung überdeckt sein konnte. Wilson (1986) und Richardson (1979, 1985) untersuchten den Einfluß bildlichen Vorstellens auf die verbalen Gedächtnisleistungen von Patienten nach Schädelhirntraumen verschiedenen Ausmaßes. Aus den sehr komplexen Ergebnissen ergab sich, daß die Leistungen weniger vom bildlichen Vorstellen an sich abhingen, als davon, ob die Patienten überhaupt fähig waren, ihre Leistungen durch Anwendung einer Strategie zu verbessern (Wilson 1986) und davon, ob sie Strategien spontan oder nur nach Anweisung verwendeten (Richardson und Barry 1985).

Eine systematische Studie die Wirkung bildlicher Vorstellungen auf das verbale Gedächtnis in Abhängigkeit von möglichen Lokalisationen zerebraler Schädigungen liegt noch nicht vor. Diese war daher ein weiteres Ziel der vorliegenden Untersuchung.

Untersuchungsgang

Die klinische Untersuchung bestand aus einem visuospatialen und einem verbalen Teil.

Der visuospatiale Teil enthielt zwei Tests, von denen angenommen wurde, daß sie visuelle Vorstellungen erfordern:

1) Vergleich der räumlichen Lage von Punkten *("Punkte")*: Auf einem DIN A 5 Blatt befanden sich zwei sehr ähnliche Zeichnungen, die jeweils einen roten Punkt und zwei kleine Ziffern zeigten. Der Patient sollte "nach Augenmaß" für jede der beiden Ziffern beurteilen, ob ihr Winkel und Abstand zum roten Punkt in den beiden Zeichnungen gleich oder verschieden war (siehe Abbildung 8A). Es wurden 18 Beispiele geprüft, wobei in je einem Drittel der Beispiele beide Lagen gleich, beide verschieden, oder nur eine ver

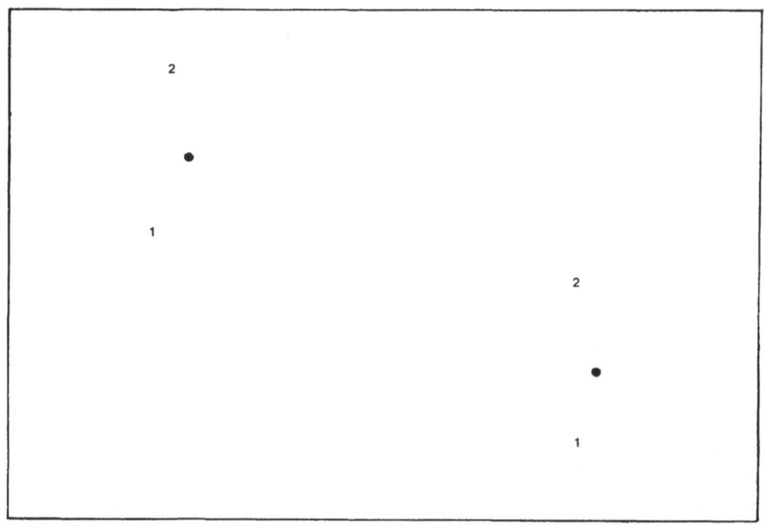

Abbildung 8A: Ein Beispiel der "Punkte"-Aufgabe. Die Lage der "2" ist in beiden Figuren gleich, die "1" ist verschoben

schieden und die andere gleich war. Für jede richtige Antwort wurde ein Punkt gegeben, das mögliche Maximum waren daher 36 Punkte.

2) *"Mentale Rotation"*: Dieser Test war eine Modifikation des "Mannekin-Tests" von Ratcliff (1979). Es wurden hintereinander 32 DIN A6 Kärtchen gezeigt, auf denen jeweils ein Männchen gezeichnet war, daß in einer Hand einen Ball hält. Das Männchen stand entweder aufrecht oder verkehrt, und war von hinten, von vorne oder von der Seite gezeichnet. Der Patient sollte sagen, ob der Ball in der rechten oder linken Hand ist (siehe Abbildung 8B). Alle möglichen Kombinationen (Männchen von hinten, von vorne, von rechts, von links; Männchen aufrecht oder verkehrt; Ball rechts oder links) kamen je einmal in unregelmäßiger Reihenfolge vor. Für jede richtige Antwort wurde ein Punkt gegeben.

Die Auffassung, daß dieser Test kein bildliches Vorstellen

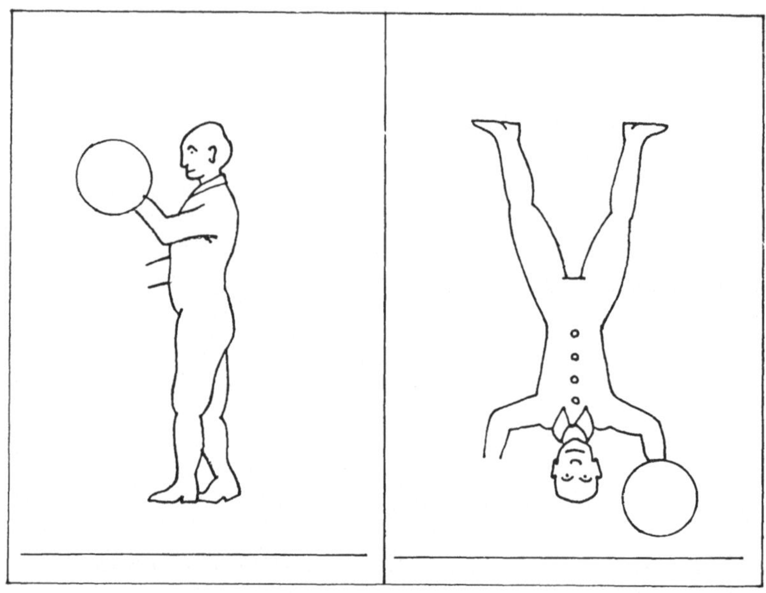

Abbildung 8B: *Zwei Beispiele der Aufgabe: "Mentale Rotation"*

erfordert, bedarf einer Begründung, da ähnliche Aufgaben als Beispiele für bildlich vorstellendes Denken untersucht wurden
(Shepard und Metzler 1971, Kosslyn et al. 1984). Shepard und
Metzler (1971 und ausführlich referiert in Kosslyn 1983) fanden,
daß die Zeit, die es braucht, zu beurteilen, ob ein gedrehter Buchstabe korrekt oder spiegelverkehrt ist, proportional dem Winkel
zwischen der gezeigten Lage des Buchstabens und seiner aufrech-
ten Normallage ist. Sie schlossen, daß die Versuchspersonen den
Buchstaben mental in die Normallage rotieren, um ihn zu beurteilen, und daß diese Drehung in einem "quasi-räumlichen" Medium
vor sich geht, das nur eine bestimmte maximale Winkelgeschwindigkeit erlaubt.

Das quasi-räumliche Medium, in dem die Drehung stattfindet,
entspricht dem visuospatialen Skizzenblock in Baddeleys Modell
des Arbeitsgedächtnisses. Es dürfte sich dabei eher um ein
supramodal spatiales als um ein visuelles Medium handeln, denn

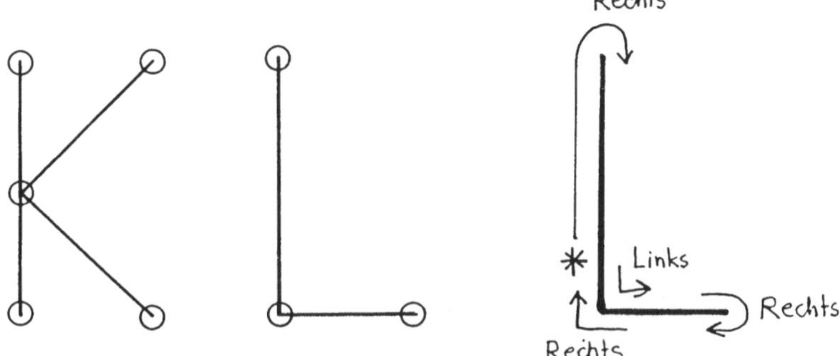

Abbildung 8C: *Demonstrationsbeispiele für die Aufgaben "Eckpunkte" und "Rechts-Links"*

bei Personen, die von Geburt auf blind sind, fand sich der gleiche Zusammenhang zwischen dem Winkel und der Zeit der mentalen Rotation (Marmor und Zaback 1976).

Die eigene Untersuchung sollte zwischen der Erzeugung und der Auswertung bildlicher Vorstellungen unterscheiden. Wahrscheinlich benützt die Exploration und Auswertung bildlicher Vorstellungen die gleichen Mechanismen wie die von Wahrnehmungen. Entsprechend eignet sich ein mentaler Rotationstest, dessen Material wirklich gesehene Bilder sind, als Kontrolle für Störungen, die die Auswertung, aber nicht die Erzeugung bildlicher Vorstellungen betreffen.

Ratcliff fasste den "Mannekin-Test" als eine Prüfung des "räumlichen Denkens" auf (Ratcliff 1979, 1982). Er untersuchte Kriegsveteranen, die penetrierende Schußwunden erlitten hatten, und fand, daß rechtshirnig und bilateral geschädigte Patienten schlechter

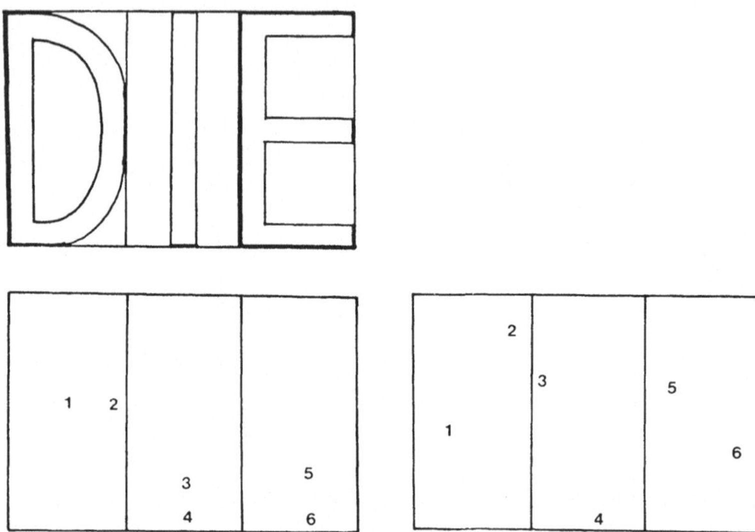

Abbildung 8D: Links: Demonstrationsbeispiel für "Worte". Wäre das Wort "DIE" in die darunterliegenden Kästchen geschrieben, wären alle Ziffern außer der 1 und der 5 auf Balken. Rechts:Eine Testaufgabe: Beim Wort "ALT" wären die 1, die 3 und die 4 auf Balken, die anderen Ziffern daneben

abschnitten als linkshirnig Geschädigte und Kontrollen. Kim et al. (1984) untersuchten Patienten mit vorwiegend vaskulären Läsionen und fanden links- und rechtshirnig geschädigte Patienten gleichermaßen beeinträchtigt. Hingegen unterscheiden sich die Leistungen von Patienten mit Parkinson Syndrom nicht signifikant von denen altersgleicher Kontrollen (Boller et al. 1982, Goldenberg et al. 1986).

Drei weitere visuospatiale Tests erforderten die Bildung visueller Vorstellungen:

3) Endpunkte von Buchstaben zählen *("Endpunkte")*: Der Patient wurde aufgefordert, "im Kopf" nachzuzählen, wieviele Endpunkte ein angesagter Blockbuchstabe hat. Als Endpunkte galten

Punkte, an denen Linien entweder enden oder aufeinandertreffen (siehe Abbildung 8C). Ein "A" hat 5, ein "E" 6. Es wurden 12 Buchstaben geprüft, für jede richtige Antwort wurde ein Punkt gegeben. Patienten mit Aphasie wurden nur geprüft, wenn sie alle Buchstaben korrekt auf Diktat schreiben konnten. Patienten, die diese Bedingung nicht erfüllten, wurden überhaupt nicht weiter untersucht.

4) Mentale Umkreisung eines Buchstabens *("Rechts-Links")*: Der Patient sollte sich wiederum einen - in einfachen Linien gezeichneten - Blockbuchstaben vorstellen und sich vorstellen, daß er den Buchstaben, von links unten beginnend umrundet. An jedem Endpunkt sollte er angeben, ob der Winkel - aus der "Fahrtrichtung" beurteilt - nach rechts oder nach links abbiegt (siehe Abbildung 8C). Für das "A" ist die korrekte Antwort: "Rechts - rechts - links -links - rechts", für das "E" "rechts - rechts - links - links - rechts - links - links -rechts - rechts". Es wurden wieder 12 Buchstaben geprüft, und für jede fehlerlose Antwortsequenz wurde 1 Punkt gegeben.

5) *"Worte"*: Der Patient sah vor sich auf einem DIN A5 Blatt 3 rechteckige Felder mit je 2 kleinen Ziffern darin . Er sollte sich ein angesagtes Wort in Blockbuchstaben aus 5 mm dicken Balken vorstellen und von jeder Ziffer sagen, ob sie auf einem Balken oder daneben liegen würde (siehe Abbildung 8D). Es wurden 10 Worte geprüft, für jede richtige Antwort wurde ein Punkt gegeben, das Maximum waren daher 60 Punkte. Patienten mit Aphasie wurden nur untersucht, wenn sie die Worte auf Diktat korrekt schreiben konnten.

Im "Punkte" und "Worte" Test wurden Ziffern als Stimuli gewählt, um die Kommunikation zwischen Patient und Arzt zu erleichtern. Da nur die räumliche Lage der Ziffern zu beurteilen war, waren sie für die eigentliche Aufgabe so gut wie Punkte.

Alle Aufgaben wurden zuvor an Übungsbeispielen demonstriert, im Falle der Vorstellungsaufgaben wurde die Aufgabe zunächst an gezeichneten Buchstaben oder Worten geübt. Patienten, die die Übungsbeispiele nicht lösen konnten, wurden im jeweiligen Test nicht weiter untersucht, ebensowenig Patienten, die offensichtlich die Instruktion des Vorstellens nicht verstanden. Patienten, die die "Endpunkte" Aufgabe nicht verstanden, wurden überhaupt aus der Untersuchung ausgeschlossen.

Der verbale Teil bestand aus dem Lernen von 3 Listen von Wortpaaren. Dem Patienten wurden je 8 Wortpaare vorgelesen, unmittelbar danach wurde ihm - in anderer Reihenfolge - jeweils das erste Wort gesagt, und er sollte mit dem dazugehörigen zweiten Wort antworten. Für jede richtige Antwort wurde 1 Punkt gegeben.

Die erste Wortliste bestand aus *abstrakten Worten* mit einem Wert unter 3 in einer 7-Punkte Skala der bildlichen Vorstellbarkeit deutscher Worte (Mitterndorfer 1978): "Mut und Heiterkeit / Leistung und Erfolg / Altertum und Politik / Wissen und Dummheit / Frage und Zufall / Norden und Westen / Ding und Kultur / Zeit und Meinung ".

Die anderen beiden Listen bestanden aus *konkreten Worten* mit einem Wert über 6 in der 7-Punkte Skala: "Pelz und Badewanne / Esel und Wagen / Mund und Uhr / Löwe und Friseur / Geige und Trommel / Papagei und Polizist / Papierkorb und Maus / Apfel und Kaffee", sowie " Henne und Hut / Kochtopf und Kartoffel / Motorrad und Rodel / Skistock und Zitrone / Schuh und Zigarre / Grabstein und Krokodil / Blume und Ring / Affe und Kuh".

Die Reihenfolge der beiden konkreten Listen wurde von Patient zu Patient gewechselt. Die erste Liste wurde ohne weitere Instruktion gegeben, und der Patient wurde nachher gefragt, ob er eine bestimmte Technik angewendet hatte, um sich die Wortpaare zu merken. Eine einzige Kontrollperson hatte spontan bildliche Vorstellungen verwendet und wurde nicht weiter untersucht. Die anderen Patienten wurden vor der zweiten konkreten Liste wie folgt instruiert: "Ich möchte, daß Sie zum Merken der folgenden Wortpaare eine bestimmte Technik anwenden. Wie schon in der vorigen Liste bezeichnen auch diesmal alle Worte wirkliche Gegenstände, das heißt Dinge, die sie schon einmal im Leben gesehen haben, von denen Sie wissen, wie sie aussehen und die Sie sich vorstellen können. Sie sollen nun versuchen, sich zu jedem Wortpaar ein Bild vorzustellen, auf dem beide Gegenstände vorkommen. Dabei ist es Ihnen überlassen, ob Sie sich ein Bild vorstellen, das auch in der Wirklichkeit vorkommt, oder ein bizarres Bild, das in der Wirklichkeit nicht möglich wäre. Wichtig ist, daß Sie wirklich ein Bild vor dem 'inneren Auge' sehen und daß Sie sich ganz auf dieses Bild konzentrieren. Sie sollen mir nicht sagen, was auf dem Bild zu sehen ist, aber wenn Sie ein Bild gefunden haben, nicken Sie oder sagen Sie 'ja', damit ich weiß, daß ich Ihnen das nächste Wortpaar sagen kann." Dies wurde dann noch an einem Beispiel aus der vorhergegangenen Wortliste illustriert (z.B. bei Henne und Hut: Ein Hut neben einer Henne; eine Henne, die im Hut sitzt; oder, als bizarre Vorstellung, eine Henne, die einen Hut aufhat).

Patienten mit Aphasie wurden im verbalen Teil nur untersucht, wenn aus der Nachsprechleistung geschlossen werden konnte, daß sie richtig erinnerte Worte auch korrekt und verständlich wiedergeben konnten.

Alle Patienten mit einseitigen oder bilateralen Hirnläsionen wurden mit Raven's kolorierten progressiven Matritzen (Raven 1965) untersucht, bei linkshirnig geschädigten Patienten wurde Vorhandensein und Art einer Aphasie klinisch diagnostiziert, alle Patienten mit Aphasie wurden mit der deutschen Version des Token-Tests untersucht, ein Teil von ihnen mit dem vollständigen Aachener Aphasie Test (Huber et al. 1983).

Die Reihenfolge der Tests war für alle Patienten gleich: Abstrakte Wortpaare - Endpunkte - Rechts-Links - Konkrete Wortpaare ohne Instruktion - Worte - Konkrete Wortpaare mit Vorstellungsinstruktion - Punkte - Mentale Rotation - Progressive Matritzen. Für die ganze Untersuchung wurden etwa 45 Minuten benötigt. Die Aphasieprüfung erfolgte in einer getrennten Sitzung vor der Untersuchung der bildlichen Vorstellungen.

Patienten

Es konnten 195 Patienten untersucht werden. Nicht durchführbar war die Untersuchung bei weiteren 9 Patienten mit linkshirnigen Läsionen, die alle aphasisch waren (5 Global, 2 Wernicke, 1 amnestisch, 1 transkortikal sensorisch), sowie bei 2 Patienten mit rechtshirnigen Läsionen, einem mit bilateralen Läsionen und einem mit Morbus Parkinson, die die Instruktionen nicht verstanden.

Es wurden 3 Gruppen von Patienten untersucht:

1) *Kontrollen* waren Patienten, die sich wegen Erkrankungen des Rückenmarks, der peripheren Nerven oder der Muskulatur in Behandlung der Neurologischen Klinik befanden und bei denen kein Hinweis auf eine zerebrale Erkrankung bestand.

2) *Parkinson* Patienten befanden sich entweder in Betreuung

der Parkinson Ambulanz der Klinik oder waren zur Verbesserung der medikamentösen Einstellung stationär aufgenommen. Patienten mit Demenz oder mit anamnestisch erhebbaren Verwirrtheitszuständen wurden nicht untersucht. Der Schweregrad der motorischen Symptome wurde am gleichen Tag mit der Columbia Rating Scale dokumentiert.

3) Von allen Patienten mit *umschriebenen Hirnläsionen* lag ein ausführlicher neurologischer Status und ein rezentes Computertomogramm vor. Zur Lokalisation der Läsion wurden alle Computertomogramme vom Autor nochmals durchgesehen. Läsionen wurden als "anterior" oder "posterior" klassifiziert, wenn sie die Hirnrinde affizierten und zur Gänze entweder vor oder hinter einer durch die Zentralregion bis zur Schädelbasis gezogenen Linie lagen. Läsionen, die diese Linie überschritten oder ausschließlich das Marklager, die innere Kapsel oder die Stammganglien betrafen, wurden als "andere" Lokalisation klassifiziert. Patienten mit vaskulären Läsionen wurden frühestens 1 Woche nach Insult untersucht, Patienten mit Tumoren wurden nur in die Studie aufgenommen, wenn keine allgemeinen Hirndruckzeichen bestanden. Patienten mit traumatischen Läsionen hatten entweder Narben nach lange zurückliegenden Schädelhirntraumen oder befanden sich in stationärer Rehabilitationsbehandlung.

Die folgende Aufstellung zeigt einige Charakteristika der Patientengruppen:

Kontrollen: 24 Frauen, 35 Männer; Alter: 50,8 ± 16,7

Parkinson: 16 Frauen, 24 Männer ; Alter: 62,3 ± 8,4;Columbia Rating Scale: Tremor 4,7 ± 4,1; Rigor 4,9 ± 3,5; Akinese 7,2 ± 4,4; Funktion 7,1 ± 4,2

Linkshirnige Läsionen: 14 Frauen, 21 Männer; Alter: 45,7 ± 15,1; Ätiologie: 21 vaskulär, 10 Tumore, 4 Traumen. 17 Patienten mit Aphasie: 1 Global, 6 Broca, 6 Wernicke, 2 amnestisch, 2 nicht klassifizierbar. Kolorierte Progressive Matrizen : 27,3 ± 6,0

Rechtshirnige Läsionen: 12 Frauen, 27 Männer; Alter: 54,8 ± 15,7; Ätiologie: 23 vaskulär, 14 Tumoren, 2 Traumen. Kolorierte Progressive Matrizen: 24,7 ± 5,1

Bilaterale Läsionen: 8 Frauen, 14 Männer; Alter: 50,5 ± 18,9; Ätiologie: 10 vaskulär, 5 Tumore, 7 Traumen. Kolorierte Progressive Matrizen: 23,5 ± 6,6

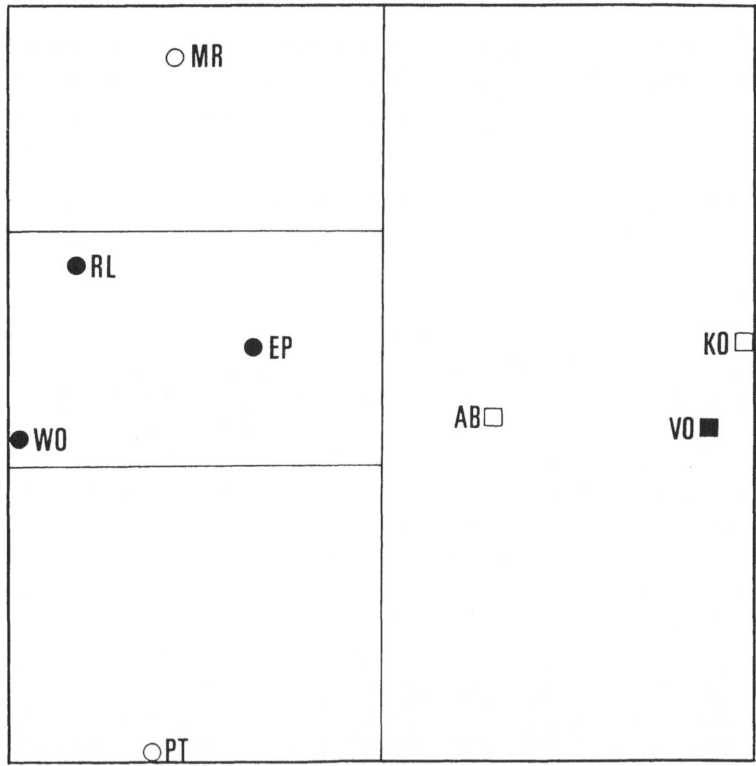

Abbildung 9: *SSA der Testergebnisse für alle Gruppen. PT =
"Punkte", MR = "Mentale Rotation, EP = "Endpunkte", RL =
"Rechts-Links", WO = "Worte"; AB = Abstrakte Worte, KO = Kon-
krete Worte ohne Instruktion; VO = Konkrete Worte mit
Vorstellungsinstruktion. Beachte die Trennung zwischen verbalen und
visuospatialen Aufgaben. Innerhalb der visuospatialen Aufgaben
können die Vorstellungsaufgaben in einem eigenen kontinuierlichen
Raum zusammengefaßt werden*

Ergebnisse

Die Tests wurden unter der Annahme konstruiert, daß einige
von ihnen bildliche Vorstellungen erfordern und andere nicht.

Weiters wurde angenommen, daß einige visuospatiale und andere verbale Fähigkeiten erfordern. Um die Richtigkeit dieser Annahmen zu prüfen, wurden die Korrelationen zwischen den Testergebnissen einer Smallest Space Analysis unterworfen (Guttman 1967, Lingoes 1979). In der SSA erscheinen Datenpunkte von Aufgaben, die in einer Eigenschaft übereinstimmen, jeweils in kontinuierlichen Räumen zusammengefaßt (Brown 1985).

Abbildung 9 zeigt die zweidimensionale Repräsentation der Korrelationsstruktur für alle Patienten (Guttman-Lingoes Coefficient of Alienation = 0.08905). Es wurde auch jede Patientengruppe einzeln analysiert, ohne daß sich dabei Wesentliches an der Struktur der Korrelationen änderte.

Es fand sich eine klare Trennung zwischen visuospatialen und verbalen Aufgaben, und innerhalb der visuospatialen Aufgaben eine Separation zwischen den Aufgaben, die bildliches Vorstellen erfordern und den beiden anderen visuospatialen Tests. Hingegen ließ sich kein Zusammenhang zwischen der verbalen und den visuospatialen Vorstellungsaufgaben herstellen.

In Tabelle 6 sind die Ergebnisse der Patientengruppen in den einzelnen Tests zusammengefaßt. Sie zeigen vor allem die verschiedene Sensibilität der verbalen und visuospatialen Aufgaben für links- und rechtshirnige Läsionen. Diese war am klarsten in den verbalen Gedächtnisaufgaben, in denen linkshirnig geschädigte Patienten am schlechtesten abschnitten und Rechtshirnige sich kaum von Kontrollen unterschieden und im "Punkte" Test, in dem Rechtshirnige am schlechtesten und Linkshirnige ebensogut wie Kontrollen waren. Hingegen waren in den anderen visuospatialen Aufgaben bilateral Geschädigte und - mit Ausnahme der "Endpunkte" - auch Parkinson Patienten schlechter als Patienten mit rechtshirnigen Läsionen.

Das Alter der Patienten korrelierte negativ mit den Ergebnissen aller Subtests, und zwar am stärksten mit "Rechts-Links" (Pearsons r (5) = -0.45, p < 0.0005) und "Worten" (r = -0.36, p < 0.0005), und am schwächsten mit "Mentaler Rotation" (r = -0.12, p = 0.051) und der verbalen Gedächtnisleistung bei Vorstellungsinstruktion (r = -0.12, p = 0.054). Es wurden auch Rangkorrelationen nach Spearman gerechnet, die praktisch identische Korrelationskoeffizienten ergaben. Gleiches gilt für die linearen und Rangkorrelationen

Tabelle 6

	Kontrollen		Linkshirnig		Rechtshirnig		Bilateral		Parkinson		p *)	Ränge**)
	M	SA	M	SA	M	SA	M	SA	M	SA		
Verbal												
Abstrakt	2.6	1.8	1.6	1.5	2.2	1.4	1.6	1.0	1.7	1.8	.0032	K R P B L
Konkret	3.6	1.9	1.4	1.6	3.4	2.2	2.2	1.6	2.3	1.7	<.00005	K R P B L
Vorstellung	6.5	1.8	3.2	2.8	6.5	1.5	3.8	2.7	4.1	2.5	<.00005	K R P B L
Visuospatial												
Worte	54.0	5.1	53.5	4.7	49.5	5.9	46.4	8.2	45.9	8.9	<.00005	K L R B P
Re-Li	7.3	3.8	6.4	3.9	4.6	3.9	3.1	3.1	4.2	3.9	<.00005	K L R P B
Endpunkte	10.9	1.3	10.3	2.0	9.3	2.6	8.7	3.0	9.5	2.0	<.00005	K L P R B
Ment.Rot.	30.0	2.3	28.3	3.8	27.7	4.0	27.2	3.7	29.2	2.7	.0015	K P L R B
Punkte	28.9	3.5	28.6	3.5	23.7	4.7	25.1	2.8	26.2	4.2	<.00005	K L P B R

*) 1-faktorielle Varianzanalyse

**) Multiple t-Tests mit Holms' Korrektur zu p = 0.05. Die gemeinsame Unterstreichung vereinigt Gruppen, zwischen denen kein signifikanter Unterschied besteht.

zwischen den einzelnen Subtests. Die mehrfache Varianz- und Kovarianzanalyse wurde unter der Annahme linearer Korrelationen gerechnet.

Die Korrelationen der Kolorierten Progressiven Matrizen zu den Subtests waren je nach Lateralität der Läsion verschieden: Während sie bei Patienten mit linkshirnigen Läsionen ziemlich gleichmäßig mit allen Subtests korrelierten (r zwischen 0.4 und 0.6), korrelierten sie bei den rechtshirnig Geschädigten sehr stark mit "Endpunkten", "Rechts-Links", "Worten" und "Punkten" (r zwischen 0.7 und 0.85), schwächer mit "Mentaler Rotation" (r = 0.57) und nicht mit den verbalen Gedächtnisaufgaben (r zwischen -0.04 und 0.2). Wahrscheinlich war die Beeinträchtigung der rechtshirnigen Patienten in den progressiven Matrizen vorwiegend durch visuoperceptive Fehler bedingt, die besonders in der kolorierten Version beträchtlich zum Gesamtergebnis beitragen können (Lezak 1983, Villardita 1985). Bei bilateralen Läsionen ergaben sich schwer zu interpretierende Dissoziationen zwischen den Korrelationen zu konkreten Wortpaaren ohne Vorstellungsinstruktion, "Endpunkten", "Rechts-Links", und "Punkten" (r zwischen 0.45 und 0.6) und denen zu den anderen Subtests (r zwischen 0.003 und 0.3).

Bei aphasischen Patienten korrelierte die Zahl der richtigen Antworten im Token-Test statistisch signifikant mit dem Merken von abstrakten Wortpaaren (r = 0.61, p = 0.006) und von konkreten Wortpaaren mit Vorstellungsinstruktion (r = 0.65, p = 0.003), sowie mit "Rechts-Links" (r = 0.57, p = 0.013), "Worten" (r = 0.67, p = 0.002) und "Mentaler Rotation" (r = 0.54, p = 0.013). Bemerkenswert war, daß der Token Test mit dem Merken konkreter Wortpaare ohne bildliche Vorstellungen nicht stärker korrelierte als mit den visuospatialen Aufgaben "Endpunkte" und "Punkte" (Konkrete Worte: r = 0.36, p = 0.083; "Endpunkte": r = 0.30, p = 0.112; "Punkte": r = 0.41, p = 0.052). Bei den Parkinson Patienten fanden sich keine überzufälligen Korrelationen zwischen dem Grad der motorischen Behinderung und Testergebnissen.

Innerhalb der Patienten mit lokaler Hirnschädigung zeigte sich keinerlei statistisch signifikanter Effekt der intrahemisphärischen Lokalisation auf die Ergebnisse, und es ergab sich auch in einer zweifaktoriellen Varianzanalyse keine Wechselwirkung zwischen Lateralität und intrahemisphärischer Lokalisation. Dies könnte daran liegen, daß die Klassifikation in "anteriore", "posteriore" und "andere" Läsionen zu grob war, um den Einfluß enger umgrenzter Regionen auf das Vorstellen zu erfassen. Es wurden daher Patienten herausgesucht, bei denen die CT-Bilder eine Läsion sekundär visueller Rindenfelder im unteren Temporal- oder Okzipitallappen vermuten ließen. Sieben Patienten mit rechtsseitigen Läsionen hatten in den verbalen Aufgaben durchwegs gute Ergebnisse. Vier von ihnen brachten auch in den visuospatialen Aufgaben mit oder ohne Vorstellungen gute Leistungen. Ein weiterer Patient mit einer rechts okzipitalen Blutung war in den visuospatialen Testaufgaben nur mäßig gestört, zeigte aber beim Abzeichnen und bei visuellen Suchaufgaben eine Vernachlässigung der linken Raumhälfte und bei bilateraler Stimulation auch eine Vernachlässigung linksseitiger Berührungen. Aufgefordert, den Wiener Stephansplatz einmal von der Seite der Kirche, dann von der gegenüberliegenden Seite aus zu beschreiben, nannte er immer nur die Bauwerke, die vom jeweiligen Standpunkt aus rechts lagen. Zwei weitere Patienten hatten konstruktiv apraktische Störungen und schnitten in allen visuospatialen Tests schlecht ab. Bei keinem dieser Patienten ergaben sich Hinweise auf eine Dissoziation zwischen den Aufgaben, die bildliche Vorstellungen erfordern und den anderen Aufgaben.

Von acht linksseitigen Läsionen der basalen sekundär visuellen Rindenfelder betrafen drei nur den unteren Temporallappen, eine nur den Okzipitallappen und vier sowohl temporale als okzipitale Anteile. Bei zwei Patienten mit temporookzipitalen Läsionen fielen relativ schlechte Ergebnisse beim Zählen der Endpunkte vorgestellter Buchstaben auf (8 und 9 Punkte), ansonsten waren die Leistungen aller Patienten im visuospatialen Teil durchwegs gut. Auffällig waren aber die Ergebnisse beim Merken der Wortlisten: Zwei Patienten - einer mit einer temporookzipitalen, einer mit einer rein temporalen Läsion - merkten sich von abstrakten Worten und konkreten Worten ohne Instruktion je ein Wort, mit der Vorstellungsinstruktion aber gar keines. Dieser Abfall könnte freilich auf Ermüdung bei allgemein unkorrigierbarer Gedächtnisschwäche zurückgeführt werden. Zwei Patienten mit temporookzipitalen Läsionen merkten sich ohne Vorstellungsinstruktion ebensoviele konkrete Worte (2, bzw. 1) als mit bildlichen Vorstellungen. Ein Patient mit einer temporookzipitalen Läsion verbesserte durch die

Vorstellungsinstruktion seine Leistung lediglich um ein Wort (von 1 auf 2 richtige Antworten). Zwei Patienten mit rein temporalen Läsionen verbesserten ihre Leistung durch die Vorstellungsinstruktion um zwei und um fünf Worte. Ein Patient mit einer rein okzipitalen Läsion merkte sich bereits ohne Instruktion sieben der acht konkreten Wortpaare, mit bildlichen Vorstellungen konnte er dann alle Paare richtig wiedergeben. Insgesamt erschien es also, als würden die Patienten mit Läsionen, die linksseitig sowohl den unteren Temporallappen als auch den Okzipitallappen betrafen, von bildlichen Vorstellungen für das Merken konkreter Worte weniger profitieren als andere linkshirnig geschädigte Patienten oder Kontrollen.

Für die weitere statistische Auswertung wurden alle Testergebnisse durch Transformation in z-Werte standardisiert. Um zu kontrollieren, ob sich durch diese Transformation Verzerrungen der Daten ergeben, wurden die einfachen Varianzanalysen und multiplen Vergleiche nochmals mit z-Werten gerechnet. Die Ergebnisse waren die gleichen wie mit den Rohdaten.

Es wurde für die verbale und die visuospatiale Aufgabengruppe je eine zweifaktorielle Varianzanalyse mit "Gruppe" als unabhängigem und "Aufgabe" als Wiederholungsfaktor gerechnet. Von Interesse für die Fragestellung der selektiven Beeinträchtigung einzelner Aufgaben waren dabei nur eventuelle Wechselwirkungen zwischen den beiden Faktoren. Wegen der unterschiedlich starken Korrelationen zwischen Alter und Subtests wurde "Alter" als Kovariante berücksichtigt. Um inhaltlich nicht interpretierbare Ergebnisse zu vermeiden, wurden Gesamteffekte nur soweit aufgegliedert, als sie Unterschiede zwischen einzelnen hirngeschädigten Gruppen und Kontrollen, oder zwischen rechts- und linkshirnig geschädigten Patienten betreffen.

Verbale Aufgaben

Abbildung 10A zeigt die z-Werte der 5 Patientengruppen für die 3 verbalen Gedächtnisaufgaben. Die 0-Linie entspricht dem Mittelwert aller Gruppen, die Werte zeigen die Abweichung vom Mittelwert, dividiert durch die Standardabweichung des Gesamtkollektivs.

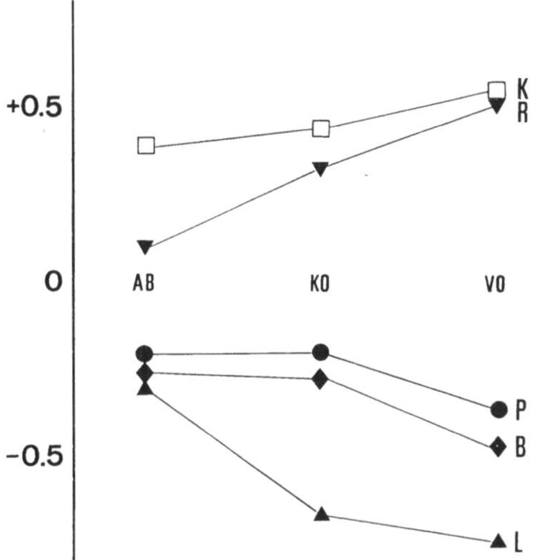

Abbildung 10A: z-Scores der Ergebnisse der verbalen Aufgaben für alle Patienten. Abkürzungen für Aufgaben wie in Abbildung 9. K = Kontrollen; P = Parkinson; L = Linkshirnige, R = Rechtshirnige, B = Bilaterale Läsionen

Es ergab sich zunächst eine signifikante Wechselwirkung zwischen Gruppe und Aufgabe ($F = 4{,}11$, $p = 0.0032$). In den Einzelvergleichen fand sich diese Wechselwirkung wieder im Vergleich zwischen linkshirnig geschädigten Patienten und Kontrollen ($F = 3.31$, $p = 0.041$). Sie ging auf ein relativ geringeres Defizit der linkshirnigen Patienten im Merken von abstrakten Wortpaaren zurück. Innerhalb der Gruppe der linkshirnig geschädigten Patienten waren die z-Werte für abstrakte Worte signifikant besser als die für konkrete Worte mit oder ohne Vorstellungsinstruktion. ("Abstrakt" vs "Konkret": $t = 2.22$, $p = 0.034$; "Abstrakt" vs "bildliches Vorstellen" $t = 2.29$, $p = 0.029$), während in der Kontrollgruppe kein Paarvergleich statistisch signifikant ausfiel.

Aus der Inspektion der Rohdaten ergab sich der Verdacht, daß

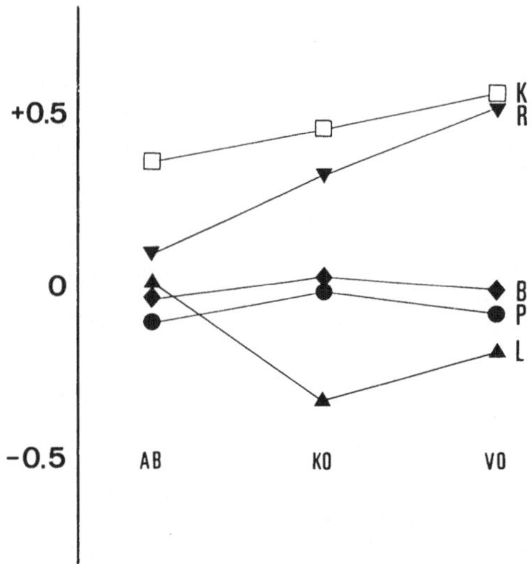

Abbildung 10B: z-Scores der verbalen Aufgaben nach Ausschluß der Patienten, die sich insgesamt nicht mehr als drei Worte merkten

diese Wechselwirkung einem statistischen "Fußboden-Effekt" entspringt: Auch Kontrollen erinnerten im Durchschnitt nicht mehr als 2.6 abstrakte Worte. Da die Skala nach unten bei 0 abgeschnitten war, war die gesamte Varianz kleiner als bei konkreten Worten, daher erschien der Unterschied zwischen der schlechtesten und der besten Gruppe geringer. Um einen möglichen Einfluß dieses Effekts auch auf die anderen Aufgaben zu kontrollieren, wurde die Analyse nochmals durchgeführt, aber unter Ausschluß aller Patienten, die in allen drei verbalen Gedächtnisaufgaben zusammen nicht mehr als 3 Worte richtig wiedergeben konnten. Der Ausschluß betraf 12 Patienten mit linkshirnigen Läsionen, 6 mit bilateralen Läsionen und 7 mit Morbus Parkinson. Abbildung 10B zeigt die z-Werte der verbliebenen Patienten.

Die Wechselwirkung zwischen Gruppe und Aufgabe verlor ihre Signifikanz sowohl im Gesamtvergleich (F=0.91, p=0.508) als auch im Einzelvergleich zwischen linkshirnig geschädigten Patienten und Kontrollen (F = 1.24, p = 0,294). Dieser statistische Effekt ist insofern bemerkenswert, als sich nach Ausschluß der schlechtesten linkshirnigen Patienten die Differenz der linkshirnigen Patienten zu den Kontrollen bezüglich der abstrakten Worte weiter verminderte und ihre statistische Signifikanz verlor (vor Ausschluß: F = 7.76, p = 0.007; nach Ausschluß: F = 2.18, p = 0.204). Der Unterschied im Merken konkreter Worte nahm aber stärker ab als der für abstrakte Worte. Dabei war die Abnahme der Differenz mit der Vorstellungsinstruktion noch stärker als bei konkreten Worten ohne Instruktion. (Vor Ausschluß: "Konkret": F = 38.85, "Bildliches Vorstellen" F = 50.01; nach Ausschluß: "Konkret": F = 15.07, "Bildliches Vorstellen" F = 16,87; p in allen Fällen 0.000). Innerhalb der linkshirnigen Patienten fanden sich keine signifikanten Unterschiede zwischen den z-Werten mehr.

Bei Vergleich der Abbildungen 10A und B fällt auf, daß zunächst sowohl linkshirnig als auch bilateral geschädigte und Parkinson Patienten von der Vorstellungsinstruktion relativ weniger profitieren als rechtshirnige und Kontrollpatienten. Nach Ausschluß der Patienten mit den schwersten Störungen des verbalen Gedächtnisses steigen auch die z-Werte von linkshirnig geschädigten Patienten mit der Vorstellungsinstruktion an. Die relativ schlechtere Fähigkeit linkshirniger Patienten, von bildlichen Vorstellungen zu profitieren, betraf offensichtlich nur jene Patienten, bei denen die Kapazität des verbalen Gedächtnisses insgesamt hochgradig beschränkt war und wohl durch keinerlei Strategie hätte verbessert werden können (Jones Gotman 1974, Wilson 1986). Patienten mit bilateralen Läsionen und mit Parkinsonscher Krankheit profitieren hingegen weiterhin von der Vorstellungsinstruktion relatv weniger als die anderen Gruppen, doch ist der Unterschied nicht groß genug, um eine signifikante Wechselwirkung zwischen Gruppe und Aufgabe zu erzeugen.

Visuospatiale Aufgaben

Abbildung 11 zeigt die z-Werte aller Gruppen für die fünf visuospatialen Aufgaben.

Es ergab sich eine signifikante Wechselwirkung zwischen

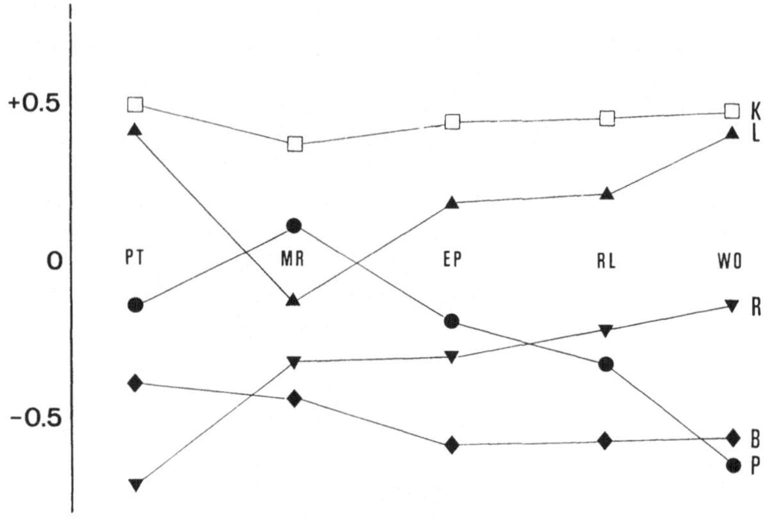

Abbildung 11: *z-Scores der Ergebnisse der visuospatialen Aufgaben. Abkürzungen für Aufgaben wie in Abbildung 9, für Patientengruppen wie in Abbildung 10*

Gruppe und Aufgabe ($F = 2.9$, $p < 0.0005$). Im Vergleich der einzelnen Gruppen gegen Kontrollen fand sich die Wechselwirkung nur bei den Parkinson Patienten ($F = 4.7$, $p = 0.002$). Innerhalb der Parkinson Patienten waren die z-Werte im Subtest "Worte" signifikant schlechter als die aller anderen visuospatialen Aufgaben ("Worte" vs "Endpunkte": $t = 2.82$, $p = 0.007$, "Worte" vs "Rechts-Links": $t = 2.29$, $p = 0.028$, "Worte" vs "Punkte": $t = 2.84$, $p = 0.007$ "Worte" vs "Mentale Rotation": $t = 4.33$, $p < 0.0005$) und der z-Wert für "Rechts-Links" signifikant schlechter als der für "Mentale Rotation" ($t = 3.09$, $p = 0.004$), während in der Kontrollgruppe wiederum kein Paarvergleich auch nur annähernd statistische Signifikanz erreichte. Die Wechselwirkung war also vorwiegend auf das relativ schlechte Abschneiden der Parkinson Patienten im Subtest "Worte", in geringerem Maß auf ihr relativ gutes Ergebnis bei der

"Mentalen Rotation" zurückzuführen.

Wurden die Ergebnisse aller fünf Aufgaben zwischen rechts- und linkshirnigen Läsionen verglichen, verfehlte die Wechselwirkung zwischen Gruppe und Aufgabe das 5% Signifikanzniveau ($F = 2.21$, $p = 0.077$), wurden hingegen nur die Aufgaben berücksichtigt, die kein bildliches Vorstellen erforderten, nämlich "Punkte" und "Mentale Rotation", ergab sich eine hochsignifikante Wechselwirkung ($F = 8.99$, $p = 0.004$). Die beiden Gruppen unterschieden sich signifikant im Ergebnis der "Punkte" ($F = 16.53$, $p < 0.0005$), aber nicht der "Mentalen Rotation" ($F = 0.247$, $p = 0.621$). Innerhalb der linkshirnig geschädigten Patienten war der z-Wert für "Mentale Rotation" signifikant schlechter als der für "Punkte" ($t = 2.85$, $p = 0.008$), während bei den rechtshirnig Geschädigten keine signifikanten Unterschiede zwischen diesen beiden Tests bestanden.

Die Ergebnisse der mehrfachen Varianzanalyse bestätigten im wesentlichen, daß Vorstellungsaufgaben von Hirnläsionen ebenso affiziert werden wie Aufgaben in der gleichen Modalität, die keine bildlichen Vorstellungen erfordern. Dabei wurde die Modalität der Vorstellungsaufgabe von der Art der Bearbeitung und nicht vom Inhalt der Vorstellung bestimmt: In den Vorstellungsaufgaben waren die Modalitäten des Vorstellungsinhaltes und der erforderlichen Bearbeitung jeweils entgegengesetzt. Die verbalen Gedächtnisaufgaben erforderten das Vorstellen von Gegenständen, während in den visuospatialen Aufgaben Worte und Buchstaben bildlich vorgestellt wurden. Trotzdem waren erstere bei linkshirnigen, letztere bei rechtshirnigen Läsionen beeinträchtigt.

Lediglich bei den Parkinson Patienten fand sich ein statistisch signifikanter Effekt, der einen spezifischen Aspekt bildlicher Vorstellungen betraf: In der Aufgabe "Worte" waren diese Patienten relativ schlechter als in anderen visuospatialen Aufgaben. Diese Aufgabe unterschied sich von den anderen visuospatialen Vorstellungsaufgaben dadurch, daß sie einen Vergleich der vorgestellten Worte mit wahrgenommenen Punkten erforderte. Es bestand also Interferenz zwischen visueller Wahrnehmung und visuellen Vorstellungen. Die besondere Anfälligkeit von Patienten mit Parkinsonscher Krankheit für Interferenz zwischen simultan auszuführenden Aufgaben ist ein bekanntes Phänomen, soweit sie die Kontrolle motorischer Aktionen betrifft (Benecke et al. 1986, Schwab et al. 1954, Goldenberg et al. 1986). Der Nachweis einer gleichartigen Störung in einer visuospatialen Aufgabe, die keinerlei motorische Komponente enthält, bedeutet, daß die Grundstörung nicht auf der Ebene der motorischen Kontrolle zu suchen ist. Andererseits ist die Interferenzanfälligkeit auch nicht auf bildliches Vorstellen beschränkt, da sie eben auch die Motorik betrifft. Möglicherweise liegt ihr eine Störung in der zentralen Kontrolle des Arbeitsgedächtnisses zu Grunde. In der Diskussion des ersten Experiments wurde argumentiert, daß bei der Anwendung bildlicher Vorstellungen für das Merken von Worten die zentrale Kontrolle schon deshalb involviert ist, weil überhaupt eine bewußte Strategie angewandt ist, und daß sie möglicherweise auch die willentliche Erzeugung bildlicher Vorstellungen steuert. Parkinson Patienten und solche mit bilateralen Läsionen profitierten auch von der Vorstellungsinstruktion für das verbale Gedächtnis weniger als die anderen Gruppen, wenngleich dieser Unterschied nicht statistisch signifikant war.

Die Einzelfallanalyse ergab Hinweise, daß Patienten mit links temporookzipitalen Läsionen von bildlichen Vorstellungen beim Merken von Wortpaaren weniger profitieren als Kontrollen oder Patienten mit anders lokalisierten linkshirnigen Läsionen. Nur bei einem davon war die verbale Gedächtnisleistung insgesamt so schwach, daß die mangelnde Wirkung der Vorstellungsinstruktion auf eine allgemein unkorrigierbare Gedächtnisschwäche zurückgeführt werden konnte. Für die anderen ist anzunehmen, daß tatsächlich ein selektives Defizit entweder in der verbal gesteuerten Erzeugung bildlicher Vorstellungen oder in ihrer Verwertung für das verbale Gedächtnis bestand. Patienten, bei denen eine linksseitige Läsion der sekundär visuellen Rindenfelder entweder nur den temporalen oder nur den okzipitalen Teil betraf, hatten hingegen entweder eine allgemeine Gedächtnisschwäche oder konnten durch visuelle Vorstellungen eine deutliche Verbesserung der Gedächtnisleistung erzielen.

Schlußfolgerungen

Bildliche Vorstellungen und semantisches Gedächtnis

In der Vorstellungsbedingung des zweiten Experiments beurteilten die Probanden Sätze über das Aussehen von Gegenständen oder über räumliche Beziehungen zwischen ihnen. Die Smallest Space Analyse zeigte einen Zusammenhang zwischen den Aktivitäten inferior-temporaler und okzipitaler Regionen, der als Evidenz gewertet wurde, daß die Beantwortung der Sätze tatsächlich mit bildlichem Vorstellen verbunden war. Dieses Ergebnis kann auf zwei Arten interpretiert werden:

Information über bildliche und räumliche Eigenschaften der Welt könnte gemeinsam mit dem in den Low Imagery Sätzen geprüften Wissen in einem einheitlichen semantischen System gespeichert sein. Beide Arten von Wissen sind ohne den Umweg über das bildliche Vorstellen der verbalen Beurteilung zugänglich. Daß dennoch Vorstellungen gebildet wurden, ist ein Nebeneffekt ohne funktionelle Bedeutung: Die Tatsache, daß die Inhalte mancher Sätze vorstellbar waren, veranlaßte die Probanden, die entsprechenden Vorstellungen zu bilden, obwohl sie zur eigentlichen Aufgabenlösung nicht nötig waren. In diesem Fall wären besonders große individuelle Schwankungen in der Aktivierung des Vorstellungssystems zu erwarten. Statistisch würde sich das darin äußern, daß Unterschiede der Mittelwerte zwischen den Bedingungen ihre Signifikanz verlieren, da beim Vergleich der Mittelwerte die individuellen Schwankungen als Streuung die statistische Signifikanz abschwächen. Die Tatsache, daß es gerade in diesem Experiment gelang, signifikante Anstiege inferior-temporaler und okzipitaler Mittelwerte in der Vorstellungsbedingung nachzuweisen, spricht daher gegen diese Art der Interpretation. Auch meinten alle Probanden nach dem Versuch, daß sie sich die Inhalte der Sätze bildlich vorstellen mußten, um ihre Richtigkeit zu beurteilen.

Plausibler erscheint daher die zweite Art der Interpretation, die annimmt, daß das in den Low Imagery Sätzen geprüfte Wissen und das Wissen über Aussehen und räumliche Verhältnisse in getrennten semantischen Systemen gespeichert sind, von denen eines direkt, das andere aber nur über den Umweg bildlicher Vorstellungen der verbalen Beurteilung zugänglich ist.

Worin besteht nun der Unterschied zwischen den beiden semantischen Systemen und wie sind sie miteinander verbunden? Die Dual Coding Theorie (Paivio 1979, 1986) nimmt an, daß das Low Imagery Wissen im verbalen System und das Wissen über Aussehen und räumliche Verhältnisse im nonverbalen System gespeichert sind. Die Informationen in beiden Systemen sind verschieden kodiert. Die Codes leiten sich von der Modalität ab, in der die entsprechenden Informationen erworben wurden, nämlich verbale Kommunikation und bildliche Anschauung. Das verbale System enthält Assoziationen zwischen Worten, das nonverbale System Erinnerungsspuren visueller Wahrnehmungen. Ein Großteil des Wissens ist parallel in beiden Systemen vorhanden, die Zuordnung des verbalen zum bildlichen Wissen erfolgt durch eine referentielle Verbindung zwischen den Systemen.

Eine mögliche neuropsychologische Schlußfolgerung aus dieser Theorie - daß das verbale System in der linken und das nonverbale System in der rechten Hemisphäre lokalisiert ist - wurde bereits in der Einleitung diskutiert. Diese Hypothese hat sich als unhaltbar erwiesen. Genau betrachtet, war sie auch von vornherein wenig glaubwürdig. Auf Grund der strengen Trennung zwischen verbalem und nonverbalem System setzt bereits die verbale Identifizierung eines gesehenen Gegenstandes - also zum Beispiel die Benennung eines Bildes oder Gegenstandes - eine referentielle Beziehung zwischen den beiden Systemen voraus. Es erscheint wenig wahrscheinlich, daß schon das bloße Benennen einen Transfer von Information von einer Hemisphäre zur anderen erfordert, und Patienten, bei denen die Verbindung zwischen den Hemisphären, das Corpus callosum, durchtrennt wurde, können anstandslos Bilder und Gegenstände benennnen (Bogen 1985).

Die Dual Coding Theorie kann also zwar den Unterschied zwischen Low Imagery und Vorstellungssätzen erklären, aber sie tut dies auf Kosten von Annahmen, die insgesamt wenig plausibel sind. Gibt es Möglichkeiten, auch innerhalb eines einheitlichen und supramodalen semantischen Systems Unterschiede zwischen den beiden Arten von Wissen zu definieren?

Eine Möglichkeit, innerhalb eines einheitlich kodierten supramodalen semantischen Systems Subsysteme zu unterscheiden, deren Eigenschaften denen von verbalem und nonverbalem System ähneln, ergibt sich aus neuropsychologischen Fallstudien von Warrington und Shallice (1984). Sie fanden bei vier Patienten, die nach einer Herpes simplex Encephalitis bitemporale Läsionen und ein amnestisches Syndrom hatten, eine selektive Störung des semantischen Gedächtnisses: Die Patienten hatten Schwierigkeiten, Tiere und Lebensmittel zu erkennen, während ihre Kenntnis unbelebter Gegenstände und abstrakter Begiffe relativ gut erhalten war. Die Störung betraf dabei ebenso das Benennen von Bildern wie die Fähigkeit, zum Namen des Objektes eine adäquate Definition zu liefern oder das entsprechende Bild herauszusuchen, wenn der Name genannt wurde. Die Störung war also supramodal, sie betraf nicht bloß die visuelle Perzeption oder die Wortfindung. Es schien, als sei Information aus einem einheitlichen semantischen Gedächtnis verloren gegangen. Eine genaue Analyse der Fehler ergab allerdings, daß die Patienten beim Benennen von Bildern andere Tiere und Lebensmittel verkannten als beim Definieren der vorgesprochenen Namen. Obwohl also die Dissoziation zwischen den Gattungen in beiden Modalitäten die gleiche war, betraf sie modalitätsspezifisch verschiedene Exemplare. In einem Patienten konnten Warrington und Shallice die Störung beim Definieren von Namen weiter differenzieren. Es zeigte sich, daß nicht nur das Wissen über Tiere und Lebensmittel, sondern auch über eine Reihe weiterer Kategorien, zum Beispiel Edelsteine, Blumen, Bäume, Metalle und Kleiderstoffe gestört war, während zum Beispiel Kleidungsstücke, Möbel, Küchengeräte, Berufe und Körperteile sogar überdurchschnittlich gut definiert wurden. Die Autoren meinten, daß die erhaltenen Kenntnisse Objekte betrafen, die verschiedene Funktionen haben, während die Störung Objekte betraf, die sich in Merkmalen unterscheiden, die keine funktionelle Bedeutung haben. Während zum Beispiel ein Hammer eine andere Funktion hat als eine Zange und auch ihr unterschiedliches Aussehen durch die jeweiligen Funktionen definiert ist, gibt es - zumindest für jemanden, der keine spezialisierte zoologische Bildung hat - keinen funktionellen Grund, warum ein Löwe gelb und ein Panther schwarz ist. Möglicherweise gibt es im supramodalen semantischen Lexikon ein Subsystem, in dem die Funktionen einzelner Gegenstände und die funktionellen Zusammenhänge zwischen ihnen beschrieben sind, und ein weiteres, das Informationen über das Aussehen der Objekte und über ihre räumlichen Beziehungen enthält. Löwe und Panther wären dann im ersten System einheitlich als landlebende Raubtiere beschrieben, während Farbe und Mähne im zweiten System katalogisiert wären. Tatsächlich konnten die Patienten bei Exemplaren, die sie nicht erkannten, oft die übergeordnete Kategorie angeben. Aus der Beobachtung, daß eines der Subsysteme von einer umschriebenen Hirnläsion selektiv gestört werden kann, ist zu folgern, daß die Systeme auch anatomisch verschieden lokalisiert sind, wobei - entsprechend den publizierten Computertomogrammen und der typischen Lokalisation der Läsionen bei der Herpes simplex Encephalitis und beim amnestischen Syndrom - die Lokalisation des Systems, das die Beschreibungen des Aussehens enthält, im unteren Temporallappen anzunehmen wäre.

Diese Erklärung läßt allerdings offen, wieso die Patienten beim Benennen von Bildern andere Tiere oder Lebensmittel verfehlten als beim Definieren gehörter Namen, während sie andererseits bei wiederholten Prüfungen in einer Modalität immer dieselben Exemplare kannten oder nicht kannten. Die Konstanz der Fehler innerhalb einer Modalität spricht dafür, daß es sich nicht bloß um ein Problem des Zugriffs zu den Informationen handelte, sondern daß tatsächlich die entsprechende Eintragung im Lexikon ausgelöscht war. Man müßte also aus den Unterschieden zwischen den Fehlern in der visuellen und der verbalen Modalität schließen, daß doch zwei modalitätsspezifische Lexika bestehen, in denen zwar die gleiche Art von Information selektiv gestört war, aber jeweils verschiedene Einzelinformationen fehlten. Eine andere Möglichkeit wäre, daß die beobachteten Defizite aus der Summation der supramodalen semantischen Störung mit modalitätsspezifischen Störungen der Sprache und der visuellen Perzeption resultierten. Der untere Temporallappen grenzt oben in der linken Hemisphäre an das Wernicke Sprachzentrum, hinten in beiden Hemisphären an visuelle Rindenfelder. Eine verschieden starke Ausdehnung der Läsion nach oben oder nach hinten könnte zu Dissoziationen zwischen dem Sprachverständnis und dem Erkennen von Bildern führen.

Bei einer anderen Patientin fanden Warrington und McCarthy (1983) eine umgekehrte Dissoziation der semantischen Störung. Die Patientin - eine frühere Hausangestellte - hatte eine Globalaphasie, ihr Sprachverständnis war hochgradig reduziert. Dabei verstand sie abstrakte Worte noch schlechter als konkrete Worte gleicher Worthäufigkeit. Innerhalb der konkreten Worte verstand sie die Bezeichnungen von Haushaltsgeräten und Werkzeugen schlechter als die von Tieren und Blumen. Die ausgedehnte linkshirnige Läsion erfasste den Parietal- und Frontallappen, verschonte aber den unteren Temporallappen. Möglicherweise lag hier zusätzlich zur Sprachstörung eine Schädigung des für funktionelle Beschreibungen zuständigen Teils des semantischen Gedächtnisses vor.

Für den Unterschied zwischen Low Imagery und Vorstellungssätzen folgt aus dem skizzierten Modell eines nach seinen Inhalten verschiedenen, aber seinem Code nach einheitlichen supramodalen semantischen Systems, daß Vorstellungssätze solche sind, die Beschreibungen des Aussehens von Objekten abfragen. Tatsächlich führte die Beurteilung der Vorstellungssätze zu einem signifikanten Anstieg der Durchblutung im unteren Temporallappen beider Hemisphären, also dort, wo auch nach den klinischen Befunden Warringtons die Beschreibungen von Merkmalen des Aussehens zu lokalisieren wären.

Da alle Eintragungen im Lexikon supramodal sind, sind die Beschreibungen des Aussehens prinzipiell der sprachlichen Beurteilung ebenso zugänglich wie die der Funktion. Es könnte aber sein, daß die Aktivierung der Beschreibung des Aussehens von Dingen zwangsläufig mit dem Erleben der bildlichen Vorstellung des beschriebenen Aussehens gekoppelt ist. Von der am Anfang dieses Kapitels vorgeschlagenen Hypothese, daß die bildlichen Vorstellungen eine "freiwillige" und zusätzliche Leistung sind, die nichts zur eigentlichen Aufgabenlösung beiträgt, unterscheidet sich diese Auffassung also durch die Annahme, daß bildliche Vorstellungen eine notwendige Begleiterscheinung des Suchens in jenem Teil des supramodalen Lexikons sind, der Beschreibungen des Aussehens enthält. Diese Annahme ist zunächst "ad hoc", denn der einzige

Beleg für sie sind eben jene Unterschiede zwischen Vorstellungs- und Low Imagery Sätzen, die durch sie erklärt werden sollen. Die Unterteilung des semantischen Gedächtnisses in Subsysteme gibt ihr aber die Plausibilität, daß dem oberflächlichen Unterschied zwischen Sätzen, die Vorstellungen evozieren und solchen, die das nicht tun, auch ein Unterschied in der Struktur der zu Grunde liegenden Information entspricht. Es ergeben sich auch wesentlich andere Voraussagen darüber, welche Sätze bildliche Vorstellungen hervorrufen und welche nicht. Wenn bildliche Vorstellungen eine freiwillige Mehrleistung zu vorstellbaren Inhalten sind, sollte die Beurteilung des Satzes "Der Panther ist ein Raubtier" ebenso zu einer bildlichen Vorstellung Anlaß geben wie die des Satzes "Der Panther hat ein schwarzes Fell". Sind sie hingegen eine Begleiterscheinung des Suchens nach Beschreibungen des Aussehens, ist nur die Beurteilung der Farbe des Panthers notwendigerweise mit einer bildlichen Vorstellung verbunden.

Von der Dual Coding Theorie unterscheidet sich die vorgeschlagene Unterteilung des semantischen Gedächtnisses einerseits darin, daß sie keine referentielle Beziehung zwischen zwei getrennten Gedächtnisspeichern erfordert, andererseits auch darin, daß sie die bildlichen Vorstellungen nicht als Aktivierung von visuellen Erinnerungen, sondern als bildhaftes Erleben abstrakter Beschreibungen auffaßt. Der Inhalt der Vorstellungen besteht sozusagen nicht aus Bildern sondern aus Gedanken. Für diesen letzten Punkt findet sich introspektive Evidenz:

Bei der Beurteilung des Satzes "Wenn man eine Uhr am linken Handgelenk trägt, zeigt die Krone zum Ellenbogen" wird meist eine visuelle Vorstellung gebildet. Bei manchen Personen hat die vorgestellte Uhr aber weder Ziffernblatt noch Zeiger. Sie sehen nur einen Kreis mit einem Knopf, vielleicht noch die Konturen des Armbands. Offensichtlich wurde nicht die Erinnerung an früher gesehene Uhren aktiviert, die ja stets Ziffern und Zeiger hatten, sondern eine Beschreibung der für die Beantwortung der Frage notwendigen Merkmale der Struktur, nämlich der Beziehung der Krone zum Umriß der Uhr.

Bevor wir uns der Frage zuwenden, welche Rolle sekundär visuelle Rindenfelder in diesem Modell des bildlichen Vorstellens spielen, wollen wir uns der Beziehung zwischen bildlichen Vorstellungen und visuospatialen Aufgaben zuwenden, und dabei auch die SPECT Ergebnisse bei motorischen Vorstellungen diskutieren.

Bildliche Vorstellungen in visuospatialen Aufgaben

In der klinischen Untersuchung zeigte die Smallest Space Analyse zwischen visuospatialen Aufgaben, die bildliches Vorstellen erfordern, eine Korrelation, die sie von Aufgaben unterschied, die dies nicht tun. Die Korrelation bedeutet, daß Patienten, die in einer Vorstellungsaufgabe viele Fehler machten, auch andere Vorstellungsaufgaben fehlerhaft lösten, ohne deswegen notwendigerweise eine generelle Störung visuospatialer Fähigkeiten zu haben. Die Fähigkeit, Vorstellungen zu bilden und auszuwerten, erschien also als ein Faktor, der die Aufgabenlösung unabhängig von den visuospatialen Fähigkeiten beeinflußte. Es fand sich aber bei keiner der nach der Lokalisation der Hirnläsion definierten Patientengruppen eine selektive Störung dieser Vorstellungskomponente, die Störungen betrafen immer auch visuospatiale Aufgaben ohne Vorstellungskomponente. Die Fähigkeit, sich etwas bildlich vorzustellen, war also ein Faktor, der den Erfolg der Aufgabenlösung bestimmte, der aber unabhängig von der Lokalisation der Hirnläsion variierte.

In der SPECT Studie der visuospatialen Vorstellungsaufgabe "Eckpunkte" fand sich ebenso wie bei den SPECT Studien verbaler Vorstellungsaufgaben in der SSA ein Zusammenhang zwischen inferior-temporalen und okzipitalen Regionen, der als Evidenz für die Bildung eines "Vorstellungssystems" interpretiert wurde. Die Stärke der Durchblutung in den meisten beteiligten Regionen korrelierte mit der introspektiv beurteilten Lebhaftigkeit der bildlichen Vorstellung. Hingegen ergab sich keine statistisch signifikante Korrelation zwischen der Lebhaftigkeit der Vorstellung und der Zahl der richtigen Lösungen der Vorstellungsaufgabe. Manche Probanden hatten auch bei der verbalen Aufgabe des Zählens von Buchstaben im Alphabet bildliche Vorstellungen, während andere dieselbe Aufgabe lösten, ohne bildliche Vorstellungen zu bemerken. Ob bildliche Vorstellungen gebildet wurden oder nicht, hing also nicht nur von der Art der Aufgabe, sondern auch von individuellen Gewohnheiten ab.

114

Wahrscheinlich tragen zwei voneinander unabhängige Komponenten zur Lösung visuospatialer Vorstellungsaufgaben bei: Bildliches Vorstellen und visuospatiale Fähigkeiten. Das Verhältnis, in dem die beiden Komponenten zur Aufgabenlösung beitragen, ist individuell verschieden. Manche Personen können visuospatiale Aufgaben korrekt lösen, ohne lebhafte Vorstellungen zu bilden, andere bilden lebhafte Vorstellungen selbst in Situationen, in denen sie nichts zur Aufgabenlösung beitragen. Aus der klinischen Studie ergab sich, daß die beiden Komponenten auch verschiedene neurologische Substrate haben: Während visuospatiale Fähigkeiten durch rechtshirnige Läsionen beeinträchtigt wurden, variierte die Vorstellungsfähigkeit unabhängig von der Lokalisation der Läsion. Dieses Ergebnis steht in Widerspruch zur Dual Coding Theorie, die annimmt, daß ein und dasselbe nonverbale System sowohl visuospatiale Fertigkeiten als auch bildliche Vorstellungen hervorbringt.

Hingegen lassen sich die Ergebnisse mit Kosslyns Theorie vereinen, die annimmt, daß bildliche Vorstellungen in einer "quasiperzeptuellen" Matrix konstruiert werden. In dieser Theorie zerfällt die Lösung einer visuospatialen Vorstellungsaufgabe in drei Komponenten: Die Konstruktion einer bildlichen Vorstellung aus abstrakten Informationen, das Halten dieser Vorstellung in der Matrix, beziehungsweise im visuospatialen Skizzenblock des Arbeitsgedächtnisses, und die räumliche Manipulation und Beurteilung der Vorstellung, die zur Lösung führt (Kosslyn 1983, Farah 1984). Dabei wird der dritte Schritt, die räumliche Bearbeitung der gebildeten Vorstellung, von den gleichen Mechanismen durchgeführt, die auch wahrgenommene Bilder räumlich manipulieren und beurteilen. Man könnte annehmen, daß rechtshirnige Läsionen nur diese dritte Stufe beeinträchtigen und dabei auch die Durchführung von visuospatialen Aufgaben behinderten, die kein Vorstellen erfordern. Die bei den Parkinson Patienten gefundene Unfähigkeit, ein vorgestelltes Bild gleichzeitig mit einem wahrgenommenen zu beurteilen, kann als Störung des zweiten Schritts, des Haltens der Vorstellung im Arbeitsgedächtnis, aufgefaßt werden. Eine weitere Voraussage der Theorie wäre allerdings, daß auch der erste Schritt, die Konstruktion des Bildes, selektiv gestört sein kann (Farah 1984). Diese Voraussage konnte in der klinischen Untersuchung insofern nicht bestätigt werden, als keine der untersuchten Lokalisationen zu einer solchen Störung führte. Bei den Patienten mit links okzipitotemporalen Läsionen gab es wohl Hinweise, daß sie von bildlichen Vorstellungen im episodischen Gedächtnis weniger profitierten als andere Patienten, in den visuospatialen Vorstellungstests waren sie aber nicht gestört. Es wäre freilich möglich, daß eine generelle Störung der Bilderzeugung an Hirnläsionen gebunden ist, die selten auftreten und daher in der untersuchten Gruppe gar nicht vorkamen oder zumindest statistisch nicht faßbar waren.

Um allerdings das Fehlen eines Zusammenhangs zwischen der Lebhaftigkeit der Vorstellung und dem Ergebnis der Vorstellungsaufgabe in der SPECT Studie zu erklären, müßte man eine von zwei Ergänzungen zu Kosslyns Modell vornehmen: Entweder die Selbstbeurteilung der Lebhaftigkeit der Vorstellung hat nichts mit ihrer tatsächlichen Genauigkeit und Brauchbarkeit zu tun (Kosslyn et al. 1984), oder aber die Erzeugung und Beurteilung einer bildlichen Vorstellung ist nur eine von mehreren möglichen Strategien, um die Vorstellungsaufgabe zu lösen (Kosslyn et al. 1985). Man könnte zum Beispiel annehmen, daß Probanden, die die Aufgabe trotz schwacher oder fehlender bildlicher Vorstellung korrekt lösten, motorische Vorstellungen des Schreibens der Buchstaben verwerteten. Kosslyn und Mitarbeiter (1985) fanden einen Wechsel von visuellen zu motorischen Vorstellungen in einem Patienten nach chirurgischer Durchtrennung des Corpus callosum. Die Aufgabe war, zu entscheiden, ob die geschriebene Form eines vorgesprochenen Buchstabens Kurven enthält oder nicht. Die rechte Hemisphäre des Patienten konnte die Aufgabe zunächst nicht lösen. Als aber der Patient angewiesen wurde, sich vorzustellen, daß er den Buchstaben mit der linken Hand schreibe, verbesserte sich die Leistung. Die rechte Hemisphäre war nicht fähig gewesen, ausreichend detaillierte visuelle Vorstellungen zu bilden, konnte aber die Aufgabe durch Bildung motorischer Vorstellungen lösen. Es lassen sich aus diesem Experiment sicher keine allgemeinen Schlüsse über die Hemisphärendominanz beim Vorstellen ziehen, es zeigt aber, daß bildliches und motorisches Vorstellen verschiedene neurologische Substrate haben können.

In der SPECT Untersuchung des Beurteilens von Vorstellungssätzen wurde auch die regionale Hirndurchblutung bei motorischen Vorstellungen untersucht. Die Analyse der regionalen Hirndurchblutung deutete darauf hin, daß die Probanden in individuell verschiedenem Maß visuelle Vorstellungen bildeten, die eher das dorsale, auf die Analyse räumlicher Beziehungen spezialisierte visuelle System aktivierten als das basale, das der Identifizierung einzelner Objekte dient. Weiters ergab sie Hinweise darauf, daß die Probanden subliminale, das heißt äußerlich nicht wahrnehmbare motorische Aktionen ausführten. Es wäre denkbar, daß diese Bewegungen dem motorischen Vorstellen und damit der Lösung der Vorstellungsaufgabe dienten.

Aus experimentalpsychologischen Studien wurde geschlossen, daß das Gedächtnis für motorische Aktionen - das ein Teil des prozeduralen Gedächtnis ist - die Bewegungspläne nicht als eine Folge von muskulären Aktionen oder Bewegungsprogrammen enthält, sondern lediglich die räumlichen Koordinaten der Zielposition beschreibt (Smyth 1984). Der Bewegungsplan für das Heben des Arms über den Kopf enthielte also etwa, daß der Ellenbogen neben dem Kopf plaziert werden soll oder auch, daß zwischen Oberarm und Hals ein spitzer Winkel entstehen muß, aber er enthielte keine Angaben darüber, ob die Schulter gehoben werden muß und welche Muskeln dazu kontrahiert werden müssen. Dieser allgemeine Bewegungsplan wird wahrscheinlich im linken Parietallappen entworfen und gespeichert, seine Störung führt zur ideomotorischen Apraxie. Die Ausarbeitung der Sequenz von motorischen Einzelprogrammen erfolgt erst unmittelbar vor oder auch während der Durchführung der Bewegung in prämotorischen Rindenfeldern, wahrscheinlich in Zusammenarbeit mit den Stammganglien und dem Zerebellum (Paillard 1982). Eine Läsion dieser Regionen führt zur Unfähigkeit, den korrekt konzipierten Bewegungsplan motorisch zu verwirklichen. Die Einzelbewegungen sind ungeschickt und schlecht koordiniert, wobei besonders die Zusammensetzung von simultanen und komplexen Bewegungen und von Bewegungssequenzen behindert ist (Liepmann 1908a, Signoret und North 1979, Paillard 1982, Freund 1985, Marsden 1984, 1985). Wenn nun die Probanden Fragen über die Details von Bewegungen beantworteten, wie das in den meisten der geprüften Vorstellungssätzen gefordert wurde, mußten sie die in den prämotorischen Rindenfeldern gespeicherten Einzelprogramme auswerten, und dies konnte möglicherweise nur dadurch geschehen, daß sie die Bewegung zumindest im Ansatz tatsächlich ausführen. Eine solche Beschränkung des Zugangs zu motorischen Programmen wäre jedenfalls biologisch plausibel: Außerhalb der Laborsituation werden die Programme nur dann benötigt, wenn tatsächlich Bewegungen ausgeführt werden, ihre Aktivierung könnte also ohne Nachteil automatisch zur Ausführung der Bewegung führen. Wie sich leicht nachprüfen läßt, laufen die Programme meist außerhalb der Aufmerksamkeit automatisch ab: Man kann sich während des Gehens auf ein gleichzeitiges Gespräch konzentrieren und ist sich dabei kaum bewußt, welches Bein gerade vorne ist oder welches Gelenk bewegt wird (siehe auch Shallice 1972, Norman und Shallice 1986).

Für die Beantwortung von Fragen über die Details von Bewegungsplänen reicht es nicht aus, daß die Bewegungsprogramme aktiviert werden und zu subliminalen Bewegungen führen. Ihr Inhalt muß der verbalen Beurteilung zugänglich werden. Da die Anordnung des Experiments eine visuelle Beobachtung tatsächlich durchgeführter Bewegungen verhinderte, mußte der Ablauf der motorischen Programme auf einem anderen Weg bewußt gemacht werden. Dafür bieten sich zwei Wege an:

Einerseits wird von den zur Peripherie ausgesandten motorischen Kommandos eine "Efferenzkopie" zur Hirnrinde zurückgeleitet (Holst und Mittelstädt 1950, Sperry 1950, Stern 1983, Paillard 1982). Diese kann bei der Ausführung von Körperbewegungen mit der beobachteten tatsächlichen Bewegung verglichen werden und einen Ausgangswert für eine eventuell notwendige Korrektur des motorischen Programms liefern. In der visuellen Wahrnehmung dient die Efferenzkopie möglicherweise dazu, die durch Augenbewegungen verursachten Bewegungen des Sehbildes von solchen zu unterscheiden, die durch Bewegungen der Umwelt zustande kommen (Bruce und Green 1985, Shebilske 1984). Normalerweise läuft die Perzeption und Verwertung der Efferenzkopie automatisch im Vollzug der Bewegung ab, es könnte aber sein, daß schon subliminale motorische Aktionen hinreichen, sie zu produzieren, und daß sie bei entsprechender Zuwendung der Aufmerksamkeit bewußt wahrgenommen werden kann.

Eine andere Möglichkeit wäre, daß die subliminalen motorischen Aktionen zu kinästhetische Empfindungen aus Muskeln oder Gelenken führten, und daß aus dem Ablauf dieser Empfindungen auf den Ablauf der Bewegungsprogramme geschlossen wurde. Es wäre interessant, zu untersuchen, ob Patienten mit peripheren Lähmungen, bei denen die kinästhetischen Empfindungen ausgefallen sind, sich Bewegungen der gelähmten Gliedmaßen korrekt vorstellen können.

Prämotorische Rindenfelder könnten als "motorischer Skizzenblock" des Arbeitsgedächtnisses funktionieren. So wie nach Kosslyns Theorie den abstrakten Informationen des semantischen Gedächtnisses im visuospatialen Skizzenblock modalitätsspezifische visuelle und räumliche Eigenschaften hinzugefügt werden, werden dem abstrakt formulierten Konzept des Bewegungsplans im motorischen Skizzenblock aus den dort gespeicherten motorischen Programmen modalitätsspezifische motorische Informationen hinzugefügt. Dabei ist aber wichtig, festzuhalten, daß der motorischen Skizzenblock ein Teil des prozeduralen Gedächtnis ist. Er ist - um beim Vergleich mit einem Skizzenblock zu bleiben - schon beschrieben, die motorische Vorstellung besteht darin, daß die in ihm gespeicherte Information abgelesen wird. Weiters ist wichtig, daß das Vorstellen nicht zu einer Umkehr des Informationsflusses in den prämotorischen Rindenfeldern führt. Ihre Funktion ist eine motorische, das heißt, der Informationsfluß geht vom Zentrum zur Peripherie. Sie können von der bewußten Kontrolle aus aktiviert werden, aber diese Aktivierung führt notwendigerweise zur motorischen Aktion, und die Rückmeldung kann nur über den Umweg der motorischen Aktion erfolgen.

Bildliche Vorstellungen und sekundär visuelle Rindenfelder

Der bemerkenswerteste Befund der SPECT Studien war, daß sich in allen Vorstellungsbedingungen in der SSA ein System von Korrelationen fand, daß inferior-temporale und okzipitale Regionen umschloß. Dieses "Vorstellungssystem" enthielt in allen Bedingungen die inferior-okzipitalen und die Hippokampusregionen beider Hemisphären, während der Einschluß der superior-okzipitalen und der lateralen inferior-temporalen Regionen inkonstant war:

Wenn konkrete Worte ohne Vorstellungsinstruktion gemerkt wurden, waren die rechte inferior-temporale und superior-okzipitale Region nicht im System enthalten. Bei der Beurteilung motorischer Vorstellungssätze fehlten beide lateralen inferior-temporalen Regionen. Bei visuellen Vorstellungssätzen war von den lateralen inferior-temporalen Regionen nur die rechte enthalten, dafür umschloß das System zusätzlich beide orbitofrontale Regionen. Beim Zählen der Eckpunkte von Buchstaben waren auch die linken vorderen Basalganglien im System enthalten, die orbitofrontalen Regionen konnten, aber mußten nicht einbezogen werden. Alle beteiligten temporalen und okzipitalen Regionen enthalten sekundär visuelle Rindenfelder. In der inferior-okzipitalen Region ist auch die primäre Sehrinde enthalten. Der Hippokampus ist eine Schnittstelle zwischen Neocortex und limbischem System, die von eminenter Bedeutung für das deklarative Gedächtnis ist. Das Vorstellungssystem besteht also vorwiegend aus sekundär visuellen Rindenfeldern, ein zentraler Anteil davon - die Hippokampusregion - ist aber gleichzeitig das neurologische Substrat von Gedächtnisfunktionen.

Eine Hypothese zur Funktion sekundär visueller Rindenfelder beim bildlichen Vorstellen ist, daß sie als visuospatialer Skizzenblock des Arbeitsgedächtnisses dienen. Sie funktionieren wie ein Schirm, auf dem die im semantischen Gedächtnis in abstrakter Form beschriebene Information ausgebreitet wird. Diese Darstellung fügt den Beschreibungen der Welt räumliche Eigenschaften zu, von denen im semantischen Gedächtnis abstrahiert wurde. Wesentlich an dieser Auffassung ist, daß die bildlich vorgestellte Information aus der im semantischen Gedächtnis enthaltenen rekonstruiert wurde, daß sie aber nicht mit ihr identisch ist, sondern einen zusätzlichen Informationsgehalt hat, eben die bildlichen und räumlichen Aspekte der Vorstellung (Kosslyn 1983, 1987).

Die Frage, ob die in bildlichen Vorstellungen enthaltene räumliche Information schon im semantischen Gedächtnis implizit als verstecktes oder stilles Wissen ("tacit knowledge") enthalten ist oder erst beim Vorstellen hinzugefügt wird, war ein zentraler Streitpunkt der "Imagery-Debatte" in der kognitiven Psychologie (siehe Block 1981). Die Inhalte des semantischen Gedächtnisses sind im Laufe des Lebens erworben, sie können durch Erfahrung,

Instruktionen und Lernen verändert werden. Wenn die räumlichen Eigenschaften bildlicher Vorstellungen aus verstecktem Wissen im semantischen Gedächtnis stammen, können sie auch durch Erfahrung oder Instruktionen verändert werden. Pylyshin (1981) erläutert dies am Beispiel der mentalen Rotation. Wenn man sich die Drehung einer Figur vorstellt, ist die Zeit, die die mentale Drehung braucht, proportional dem Winkel, der bei der Drehung durchlaufen wird. Es scheint, als erfolge die Drehung in einem Medium, das nur eine vorbestimmte, vom Willen und Wissen des Subjektes unabhängige Winkelgeschwindigkeit erlaubt. Pylyshin schlug vor, sich vorzustellen, daß die zu drehende Form - zum Beispiel ein Buchstabe - aus Blei bestünde. Die vorgestellte Drehung wird dann langsamer, die Winkelgeschwindigkeit war also nicht biologisch determiniert, sie hängt vom Wissen des Subjekts ab. Eine mögliche Konsequenz aus dieser Auffassung wurde schon im Abschnitt über bildliche Vorstellungen im semantischen Gedächtnis ausgeführt: Wenn die räumliche Information ohnehin im semantischen Gedächtnis enthalten ist, kann sie auch direkt und ohne den Umweg über bildliches Vorstellen abberufen werden, bildliche Vorstellungen sind ein Begleitphänomen ohne funktionelle Bedeutung. Die Theorie macht keine Voraussage darüber, in welchen Abschnitten des Gehirns diese "freiwilligen" Vorstellungen produziert werden.

Hingegen ergibt sich aus Kosslyns Theorie die Erwartung, daß visuelle Rindenfelder am bildlichen Vorstellen beteiligt sind. Nach dieser Theorie ist die "quasi-perzeptuelle" Matrix eine Struktur, die auch an der visuellen Wahrnehmung beteiligt ist. Sie enthält biologisch determinierte Konstanten der visuellen Wahrnehmung, die sowohl für das gesehene als auch für das vorgestellte Bild gelten. Visuelle Vorstellungen ähneln visuellen Wahrnehmungen, weil dieselben Rindenfelder beide bearbeiten und beiden dieselben Eigenschaften verleihen. Sekundär visuelle Rindenfelder wären der logische Kandidat für diese Funktion.

Kosslyn und Finke versuchten in einer Reihe von Experimenten herauszufinden, auf welcher Ebene der visuellen Wahrnehmung die quasi-perzeptuelle Matrix ihre Wahrnehmungsfunktion ausübt (Kosslyn 1983, Finke 1981, 1985, 1986). Sie kamen zu dem Schluß, daß die Gemeinsamkeiten zwischen Vorstellen und Wahrnehmen auf einer "höheren Ebene" der visuellen Wahrnehmung zu suchen sind, also nicht in der primären Sehrinde und schon gar nicht in der Retina. Diese Interpretation ihrer Experimente ist aber keineswegs zwingend.

Ein Beispiel für die Mehrdeutigkeit von Experimenten, die die funktionelle Gleichartigkeit von Wahrnehmen und Vorstellen beweisen sollen, ist die Bestimmung der Grenzen des Gesichtsfeldes in der visuellen Vorstellung (Kosslyn 1983, Finke 1981, 1985). Probanden wurden instruiert, sich zwei Punkte in einem bestimmten Abstand vorzustellen und sich dann vorzustellen, daß beide Punkte nach rechts, links, oben oder unten bewegt würden und anzugeben, wann jeweils die beiden Punkte zu einem verschwimmen. Die dabei gefundenen Außengrenzen des Gesichtsfeldes stimmten weitgehend mit denen überein, die erzielt wurden, wenn die beiden Punkte tatsächlich gesehen wurden. Kosslyn und Finke schlossen daraus, daß die Gesichtsfeldgrenzen durch die Ausdehnung perzeptiver Rindenfelder bestimmt werden, in denen sowohl das wahrgenommene als auch das vorgestellte Bild dargestellt wird. Mit Bezug auf die Wahrnehmung ist diese Schlußfolgerung problematisch. Die Außengrenzen des Gesichtsfeldes werden durch die retinale Projektion des Sehbildes beschränkt. Betrachtet man die Welt durch ein Weitwinkelobjektiv, wird ein größerer Sehwinkel auf die Retina und von dort in die visuellen Rindenfelder projiziert und kann wahrgenommen werden. Die visuellen Rindenfelder können also auch ein größeres Gesichtsfeld bearbeiten, vorausgesetzt, daß dieses zur Gänze auf die Retina abgebildet wird (der Genauigkeit halber müßte man anmerken, daß das Experiment nur die Außengrenzen des scharfen Sehens betraf. Da dieses von der Projektion des Sehbildes auf die Zäpfchenzellen der Macula lutea abhängt, wird es durch die Grenzen dieser Projektion und nicht durch die der gesamten retinalen Projektion bestimmt. Das ändert aber nichts am Argument). Die tacit knowledge Position hätte eine bessere Erklärung für die Übereinstimmung der vorgestellten und der wahrgenommenen Gesichtsfelder: Die Probanden wußten aus Erfahrung, wie groß ihre wirklichen Gesichtsfelder sind und stellten sich bloß vor, was sie schon wußten. Da die meisten Menschen die Welt mit freiem Auge und nicht durch das Weitwinkelobjektiv betrachten, haben auch ihre vorgestellten Gesichtsfelder die

Außengrenzen des natürlichen Sehens. Kosslyn und Finke befragten allerdings ihre Probanden vor dem Versuch, wie ihrer Meinung nach die Außengrenzen des Gesichtsfeldes verlaufen und die Antworten stimmten mit den wirklichen Grenzen weit schlechter überein als die Ergebnisse der Vorstellungsaufgabe. Um die tacit knowledge Interpretation zu verteidigen, müßte man also Pylyshyns Konsequenz, daß das bildliche Vorstellen keine funktionelle Bedeutung hat, zurückweisen, und annehmen, daß das versteckte oder implizite Wissen nur über bildliches Vorstellen bewußt gemacht werden konnte.

Das in der Einleitung geschilderte Experiment, in dem Finke den McCollough Effekt durch Vorstellungen auslöste, kann nicht durch verstecktes Wissen erklärt werden. Finke (1985) postulierte, daß Farben auf einer niedrigeren Ebene der visuellen Wahrnehmung analysiert werden als Formen. Da der Effekt durch Vorstellen von Formen, aber nicht durch Vorstellen von Farben ausgelöst werden konnte, schloss er, daß die gemeinsame Grundlage von Vorstellen und Wahrnehmen auf einer höheren Ebene des Wahrnehmungsprozesses zu suchen ist. Das Problem mit dieser Interpretation ist, daß der Effekt das Farbsehen betraf: Das Vorstellen von Formen beeinflußte die Wahrnehmung von Farben, während das Vorstellen von Farben keinen Einfluß auf ihre Wahrnehmung hatte. Das Experiment widerlegt also eigentlich genau die Auffassung, daß Vorstellen und Wahrnehmen ein gemeinsames neurologisches Substrat haben, es sei denn, man macht die äußerst unwahrscheinliche Annahme, daß visuelle Rindenfelder, die der Farbwahrnehmung dienen, die Vorstellung von Formen, aber nicht die von Farben unterstützen. Das Experiment beweist lediglich, daß bildliche Vorstellungen physiologische Funktionen beeinflussen können. Der Effekt entspricht prinzipiell dem, den zum Beispiel erotische oder angsterregende bildliche Vorstellungen auf die Herzfrequenz oder die Organdurchblutung haben können.

Wesentlicher als die Zweideutigkeit der empirischen Beweisen für die Richtigkeit von Kosslyns Theorie sind grundsätzliche Zweifel and ihrer Plausibilität. Ihre grundlegende Idee ist, daß es beim bildlichen Vorstellen zu einer "Rückwärtsaktivierung" der visuellen Wahrnehmung vom semantischen Gedächtnis her kommt. Das entspricht einer Umkehrung der Richtung des Informationsflusses: In der visuellen Wahrnehmung geht der Informationsfluß von der Peripherie nach zentral, in der Vorstellung soll er von zentral nach peripher laufen. Der für Kosslyns Theoriebildung maßgebende Vergleich mit der Informationsverarbeitung in Computern liefert keinen Beleg für die Möglichkeit einer solchen Umkehr: Computerprogramme laufen nur in einer Richtung; man kann nicht das Resultat eingeben und die Rohdaten berechnen. Kosslyn nimmt daher auch an, daß eine Reihe von zusätzlichen "Modulen" die Rekonstruktion des quasi-perzeptuellen Erlebnisses aus abstrakten Informationen bewerkstelligen. Auf die Existenz dieser Module wird nur aus den Phänomenen des bildlichen Vorstellens geschlossen. Es gibt daher keine äußeren Beschränkungen für die Zahl und Art der postulierten Module: Ein unerwartetes Phänomen kann immer durch ein bislang unbekanntes Modul erklärt werden. Letztlich liefert die Theorie eher eine exakte Beschreibung der quasi-perzeptuellen Phänomene als eine Erklärung für sie.

Ein weiterer grundsätzlicher Einwand ist, daß die Aktivierung perzeptiver Prozesse keinen Gewinn für das bewußte Erleben der bildlichen Vorstellung bringen würde. Die perzeptive Stufe der visuellen Analyse ist "kognitiv abgekapselt", das heißt, sie läuft außerhalb des Bewußtseins ab. Was bewußt wahrgenommen wird, ist immer schon das analysierte und erkannte Bild, oder, anders gesagt, das einer Beschreibung im semantischen Gedächtnis zugeordnete Bild. Wenn - bei einem unbekannten Objekt oder einem ungegenständlichen Bild - keine funktionelle Beschreibung vorhanden ist, wird es nur einer Beschreibung des Aussehens zugeordnet. Eine Rückwärtsaktivierung perzeptiver Prozesse trägt daher nichts dazu bei, den wahrnehmungsartigen Charakter bildlicher Vorstellungen zu erklären.

Obwohl also Kosslyns Theorie das wesentliche Ergebnis der SPECT Studien, nämlich die Aktivierung sekundär visueller Rindenfelder beim bildlichen Vorstellen, richtig voraussagt,scheint es lohnenswert, sich nach anderen Möglichkeiten für die Erklärung der Rolle visueller Rindenfelder im bildlichen Vorstellen umzusehen.

Im Abschnitt über bildliche Vorstellungen im semantischen Gedächtnis wurde argumentiert, daß die Annahme, daß bildliche Vorstellungen aus verstecktem Wissen entstehen, mit der Beobachtung vereinbar ist, daß manche Aufgaben zwangsläufig zum Auftreten bildlicher Vorstellungen führen. Bildliche Vorstellungen treten immer dann auf, wenn im semantischen Gedächtnis nach Beschreibungen des Aussehens von Dingen gesucht wird. Das in Vorstellungsaufgaben abgerufene Wissen wäre dann insofern verstecktes Wissen, als es nicht ohne gleichzeitiges Vorstellen aktiviert werden kann. Finkes Probanden konnten die Ergebnisse der Gesichtsfeldprüfung deshalb nicht voraussagen, weil sie diese Frage beantworten sollten, ohne dabei visuelle Vorstellungen zu bilden.

Es erhebt sich die Frage nach dem Verhältnis der im semantischen Gedächtnis gespeicherten Beschreibungen des Aussehens von Dingen zu den Strukturbeschreibungen, an denen nach Marr die visuelle Wahrnehmung endet. Eine Hypothese dazu wäre, daß die Strukturbeschreibungen ein Teil des semantischen Gedächtnisses sind, daß es aber im semantischen Gedächtnis noch andere Ebenen der Beschreibungen des Aussehens gibt. Dies soll an einem Beispiel erläutert werden:

Die Strukturbeschreibung des Blockbuchstaben "T", müßte etwa lauten: "Der Buchstabe hat zwei Teile. Ein Teil ist eine vertikale Linie, der andere eine horizontale Linie. Die vertikale Linie trägt und halbiert die horizontale Linie" (Bruce und Green 1985, S. 175). Eine derartige abstrakte Beschreibung ist nötig, um den Buchstaben in verschiedenen Schriften zu erkennen. Für die sprachliche Funktion des Lesens ist sie völlig ausreichend, es macht für sie keinen Unterschied, ob die Linien aus Balken oder Strichen bestehen, ob sie geschwungen oder gerade sind. Das zugeordnete Phonem ist in allen Fällen das gleiche, und es handelt sich immer um einen Großbuchstaben, der im allgemeinen ein Hauptwort oder einen Satzbeginn anzeigt.

Andererseits ist es aber möglich, verschiedene Schrifttypen und persönliche Handschriften zu erkennen. Auch diese werden in verschiedenen Varianten und Ausprägungen als immer dieselbe Art von Schrift erkannt. Das Erkennen der konstanten Charakteristika könnte mittels eines Katalogs erfolgen, der Konstruktionsvorschriften für den Schrifttyp enthält, also zum Beispiel für eine Antiqua: " An den Endpunkten der die Grundstruktur formenden Linien findet sich noch je eine kurze Linie, die in der Richtung der Außengrenze des Buchstabens verläuft und durch die Linie der

Grundstruktur halbiert wird ", oder für eine persönliche Handschrift: "Die Linien sind geschwungen. Die vertikalen Linien sind nach rechts geneigt. Die oberen Wendepunkte des Schriftzuges sind spitz, die unteren abgerundet, so daß nach oben offene Kurven entstehen".

Die Analyse der Grundstruktur, die beiden Arten der weiteren Analyse zugrundeliegt, entspricht der perzeptiven Stufe in Marrs Modell der visuellen Wahrnehmung. Sie ist kognitiv abgekapselt, das heißt, ihr Ablauf kann durch Meinungen oder Instruktionen nicht beeinflußt werden und ihre Funktionsweise ist introspektiv nicht durchschaubar (Fodor 1983).

Hingegen laufen beide Arten der weiteren Analyse, also sowohl die Analyse des Aussehens als die der funktionellen Bedeutung, innerhalb des semantischen Gedächtnisses. Sie sind formal gleichartig, aber inhaltlich verschieden: Beide basieren auf geordneten Systemen von Wissen, die aber in einem Fall besondere Merkmale des Aussehens, im anderen funktionelle Zusammenhänge betreffen. Als Teil des semantischen Gedächtnisses sind sie dem Bewußtsein zugänglich und können durch Erfahrung, Meinungen und Instruktionen beeinflußt werden.

Beim bildlichen Vorstellen des Buchstabens wird im semantischen Gedächtnis entweder die grundsätzliche Strukturbeschreibung oder der Katalog von Merkmalen des Aussehens aktiviert. In der Vorstellung ebenso wie in der Wahrnehmung ist die Aktivierung dieser Beschreibung mit ihrem bewußten visuellen Erleben verbunden.

Von Kosslyns Theorie der Bildrekonstruktion aus abstrakt formuliertem Wissen unterscheidet sich diese Auffassung darin, daß sie keine Matrix annimmt, in der das Bild dargestellt wird. Die Aktivierung der zugrundeliegenden Information ist bereits mit dem Erleben ihrer bildlichen Darstellung identisch. Der introspektiv erlebte Prozess der Konstruktion des Bildes aus seinen Einzelteilen entspricht der Suche und Rekonstruktion der entsprechenden Teilinformationen. Bildliche Vorstellungen sind nicht das Produkt eines Denkprozesses, sondern eine Form des Denkens.

Wenn zwischen dem Zugriff zur gespeicherten Information und ihrer bildlichen Darstellung kein zusätzlicher Prozeß zwischengeschaltet ist, kann es auch keine selektive Störung des bildlichen

Vorstellens geben. Bei genauer Prüfung müßte sich immer nachweisen lassen, daß es sich um eine Störung des semantischen Gedächtnisses selbst handelt, die sich auch in anderen Aufgaben als dem bildlichen Vorstellen manifestiert, zum Beispiel in der Identifizierung visuell wahrgenommener Objekte. Im fünften Kapitel wurde ausgeführt, daß Dissoziationen zwischen erhaltener visueller Identifikation und gestörter visueller Vorstellung postuliert aber bislang in keinem Fall überzeugend nachgewiesen wurden. Die eigene klinische Untersuchung ergab keinen Hinweis auf eine solche Dissoziation. Eine verläßliche Einzelfallanalyse einer selektiven Störung des bildlichen Vorstellens würde aber die hier vorgetragene Theorie des bildlichen Vorstellens entkräften.

Im Vergleich mit Paivios Dual Coding Theorie könnte man das Gedächtnis für funktionelle Beschreibungen mit dem verbalen, das für Merkmale des Aussehens mit dem nonverbalen System gleichsetzen. Der wesentliche Unterschied zur Dual Coding Theorie liegt dann darin, daß die Information in beiden Systemen sich nicht in der Form, sondern lediglich im Inhalt unterscheidet und daß daher ein freier Austausch von Information zwischen ihnen möglich ist. Die Möglichkeit, die beiden Arten von Beschreibungen miteinander zu kombinieren, wird beim Einsatz bildlicher Vorstellungen, beziehungsweise bildlichen Denkens, zum Lösen von Problemen ausgenutzt (siehe Kaufmann 1984): Im Prinzip besteht die Problemlösung darin, daß funktionelle Beschreibungen in solche einer räumlichen Struktur übersetzt werden und die gefundenen räumlichen Zusammenhänge in funktionelle rückübersetzt werden. Dabei muß das räumliche Modell immer wieder in Hinblick auf seine funktionellen Konsequenzen verbessert werden. Die Methode setzt einen offenen Zugang vom Inneren eines Systems zum anderen voraus, den eine referentielle Verbindung zwischen zwei grundsätzlich verschiedenen Systemen kaum leisten kann. Ein weiterer Vorteil des hier vorgeschlagenen Modells ist, daß es die Umständlichkeit meidet, mit der in der Dual Coding Theorie das bloße Benennen eines Bildes verbunden ist. Da die funktionelle Analyse des wahrgenommenen Bildes direkt am Endpunkt der perzeptiven Stufe ansetzt, erfordert sie nicht, daß das Bild erst im nonverbalen System erkannt wird und dann erst über die referentielle Verbindung das verbale System aktiviert wird. Vielmehr können die weitere Analyse des Aussehens und die funktionelle Analyse parallel erfolgen. So ist es zum Beispiel möglich, den sprachlichen Gehalt einer geschriebenen Mitteilung aufzufassen, ohne den Schrifttyp zu analysieren. Goldenberg et al.(1985) beschrieben einen Patienten mit beidseitigen temporookzipitalen Läsionen, bei dem diese beiden Aspekte des Lesens dissoziiert waren. Der Patient, ein pensionierter Schriftsetzer, hatte eine schwere visuoperzeptive Störung, die auch das Lesen betraf: Er verlor beim Lesen die Zeile und die Buchstaben und konnte nur mühsam und Buchstabe für Buchstabe die Worte erkennen. Ein von einer Freundin in Maschinenschrift geschriebenes Kärtchen entzifferte er richtig, aber hielt es für deren - charakteristisch unleserliche - Handschrift.

Den robusten Effekt des bildlichen Vorstellens auf die Leistungsfähigkeit des verbalen Gedächtnisses könnte man ohne weiteres innerhalb eines zweigeteilten supramodalen semantischen Gedächtnisses erklären. Er käme dann durch die zusätzliche semantische Bearbeitung im System der Beschreibungen von Aussehen und räumlichen Verhältnissen zustande, wäre also nur ein Sonderfall des bekannten Effekts, den die Tiefe und Differenziertheit der semantischen Bearbeitung auf die Kapazität des episodischen Gedächtnis hat. Die in der eigenen klinischen Untersuchung gefundene Schwäche des Effekts bildlicher Vorstellungen auf die Gedächtnisleistungen von Patienten mit links temporookzipitalen Läsionen könnte dann bedeuten, daß in dieser Region ein großer Teil des gesamten semantischen Lexikons lokalisiert ist, also auch jene Abschnitte, die grundsätzliche Strukturbeschreibungen und weitere Beschreibungen des Aussehens enthalten. Für diese Annahme spricht jedenfalls auch die Prominenz links temporookzipitaler Läsionen bei der assoziativen Agnosie.

Um die in der Einleitung referierten selektiven Interferenzeffekte zwischen visueller Wahrnehmung und visuellen Vorstellungen zu erklären, müssen die Untersysteme des semantischen Gedächtnisses weiter differenziert werden. Prinzipiell können die Interferenzeffekte ebenso auf der Ebene des Gedächtnisses wie auf der der visuellen Perzeption ablaufen. Es wurde aber ausgeführt, daß die Wahrnehmung räumlicher Verhältnisse selektiv mit dem Vorstellen räumlicher Beziehungen interferiert, die von Objekten selektiv mit der von Objekten, und daß es auch Hinweise darauf gibt, daß die Vorstellung von Formen durch Wahrnehmung von Formen aber nicht von Farben gestört wird. Diese Unterteilung wurde mit der Unterteilung der perzeptiven Analyse in mehrere parallele visuelle Systeme in Beziehung gesetzt. Die notwendige Ergänzung wäre daher, daß auch auf der Ebene der Strukturbeschreibungen im semantischen Gedächtnis mehrere Lexika oder Subsysteme existieren, in denen jeweils eines der visuellen Systeme endet. Diese Erweiterung liefert eine zwanglose Erklärung für die von Baddeley (1986a) beobachtete supramodale Interferenz zwischen einer visuospatialen Vorstellungsaufgabe und einer nicht visuellen aber räumlichen Wahrnehmung. Der Ort der Interferenz wäre ein supramodales System, in dem die Beschreibungen räumlicher Beziehungen gespeichert werden. Es ergibt sich die testbare Vorhersage, daß das visuelle Vorstellen von Formen auch durch taktile Analyse von Formen selektiv gestört wird. Die verbale Nennung von Objektbezeichnungen störte das Vorstellen von Objekten deshalb nicht (Baddeley 1986a), weil die Benennungen im funktionellen Teil des semantischen Gedächtnis hinreichend identifiziert werden konnten und die Beschreibungen der Aussehensmerkmale für die Vorstellungsaufgabe frei ließen.

Der visuospatiale Skizzenblock des Arbeitsgedächtnisses besteht demnach nicht aus perzeptiven Rindenfeldern, sondern aus Teilen des deklarativen Gedächtnisses, in denen Beschreibungen des Aussehens von Dingen oder der räumlichen Beziehungen zwischen ihnen gespeichert sind. Ebenso wie der motorische Skizzenblock ist auch der visuospatiale Skizzenblock schon beschrieben, das bildliche Vorstellen ist ein Ablesen der darin gespeicherten Information.

Die Konsequenzen dieser Auffassung für das Funktionieren visuospatialer Vorstellungsaufgaben ähneln denen aus Kosslyns Theorie, sind aber nicht mit ihnen identisch. So wie nach Kosslyn das in der Matrix dargestellte Bild weiter räumlich exploriert und manipuliert werden kann, kann auch die in den Beschreibungen des Aussehens enthaltene Information visuospatial weiter bearbeitet werden. Ein Unterschied besteht aber zu Kosslyns Auffassung, daß räumliche Manipulationen in der Matrix stattfinden und dabei ihre quasi-räumlichen Eigenschaften ausnützen. Nach dieser Auffassung simuliert die mentale Rotation eines Objektes seine wirkliche Drehung, wobei das vorgestellte Objekt in der quasi-räumlichen Matrix das wirkliche Objekt im physikalischen Raum ersetzt. Logischerweise gibt es keinen zusätzlichen Mechanismus, um die mentale Rotation wirklich gesehener Objekte durchzuführen. Die mentale Rotation eines wahrgenommenen Gegenstandes geschieht ebenfalls durch eine vorgestellte Drehung in der quasi-räumlichen Matrix (Kosslyn et al. 1984).

Die hier vertretene Auffassung, daß es keine zusätzliche Matrix gibt, in der Vorstellungen dargestellt werden, ist mit dieser Interpretation visuospatialer Vorstellungsaufgaben nicht vereinbar. Besser geeignet für sie ist die Annahme, daß visuospatiale Aufgaben von einem Teil des prozeduralen Gedächtnis bearbeitet werden, der von den Strukturen, die bildliche Vorstellungen produzieren, unabhängig ist und auch ein anderes neurologisches Substrat hat. Wenn vorgestellte Bilder räumlich manipuliert werden, wird die Information aus dem deklarativen Gedächtnis in die visuospatialen Prozessoren eingelesen und dort bearbeitet. Dieselbe Übertragung der Information findet auch bei der visuospatialen Bearbeitung gesehener Bilder statt. Da das Ergebnis der Manipulation wieder im deklarativen Gedächtnis aufscheint, muß auch ein Informationsfluß in die Gegenrichtung postuliert werden. Für motorische Vorstellungen, die ja auch zur Lösung visuospatialer Aufgaben eingesetzt werden können, wurde angenommen, daß dieser Rückweg nur über die Wahrnehmung subliminaler motorischer Aktionen erfolgen kann. Es dürfte aber auch einen direkten Informationsaustausch zwischen visuospatialen Prozessoren und deklarativem Gedächtnis geben. Visuospatiale Manipulationen könnten auch schon in den Wahrnehmungsprozeß selbst eingeschaltet sein, wenn es nötig ist, ein Objekt mental in die Normallage zu rotieren, um von der betrachterzentrierten zur objektzentrierten Strukturbeschreibung zu gelangen. Im Gegensatz zur vorher kritisierten Rückwärtsaktivierung perzeptiver Prozesse handelt es sich hier prinzipiell um einen Informationsaustausch zwischen prozeduralem und semantischen Gedächtnis. Er bleibt also auf der zentralen Ebene der Informationsverarbeitung.

Diese Auffassung des Verhältnisses von bildlichem Vorstellen und visuospatialen Fähigkeiten hat keine Erklärung für die konstante Winkelgeschwindigkeit bei der mentalen Rotation und kann

130

auch nicht begründen, warum in Kosslyns Untersuchung fast alle
Probanden angaben, daß sie bei der mentalen Rotation eines gesehenen Buchstabens spontan eine bildliche Vorstellung der Drehung hatten (Kosslyn et al. 1984). Die eigene - leider nicht systematisch dokumentierte - Erfahrung mit dem Mannekin Test war
allerdings, daß viele Patienten negierten, eine solche bildliche Vorstellung gehabt zu haben und nicht sagen konnten, auf welche
Weise sie zu ihrer Antwort gelangt waren.

Die Auffassung, daß bildliches Vorstellen und visuospatiale Fähigkeiten getrennte neurologische Substrate haben, paßt hingegen
gut zu dem Ergebnis der eigenen klinischen Studie, daß visuospatiale Vorstellungsaufgaben zwei Komponenten haben, die voneinander unabhängig variieren. Ihren stärksten Rückhalt findet sie in
der Beobachtung, daß bildliches Vorstellen nicht an die rechte
Hemisphäre gebunden ist. Indem sie ein gemeinsames neurologisches Substrat für visuospatiale Fähigkeiten und bildliches Vorstellen annimmt, fordert Kosslyns Theorie letztlich die gleiche
Konsequenz wie die Dual Coding Theorie, nämlich, daß bildliche
Vorstellungen ebenso eine Domäne der rechten Hemisphäre sind
wie visuospatiale Fähigkeiten.

Was bedeutet das vorgeschlagene Modell bildlichen Vorstellens
für die Interpretation der Rolle sekundär visueller Rindenfelder?
Es ergibt sich aus ihm, daß sekundär visuelle Rindenfelder soweit
am bildlichen Vorstellen beteiligt sind, als sie selbst Bestandteil des
semantischen Gedächtnisses sind, das heißt, soweit sie selbst Beschreibungen des Aussehens und der räumlichen Zusammenhänge
der Welt enthalten. Die Annahme, daß solche Informationen in der
visuellen Rinde selbst gespeichert sind, bedeutet für die visuelle
Wahrnehmung, daß die sekundär visuellen Rindenfelder nicht bloß
die perzeptive, sondern auch die zweite, semantische Stufe der
Bilderkennung durchführen. Für diese Annahme spricht, daß die
Agnosien, die als Störungen der zweiten Stufe der Bildanalyse auf-
gefasst werden können, nach Läsionen sekundär visueller Rindenfelder auftreten.

Aus den SPECT Studien ergeben sich zwei Hinweise, daß es
sich bei den am bildlichen Vorstellen beteiligten visuellen Rindenfeldern eher um Areale handelt, die bereits Teil des semantischen
Gedächtnisses sind als um solche, die eine rein perzeptive Funktion

haben. Der eine ist die zentrale Rolle der Hippokampusregion, die gleichzeitig ein wesentlicher Bestandteil des deklarativen Gedächtnisses ist. Der andere ist die Prominenz der linken gegenüber der rechten inferior-okzipitalen Region. Wie in der Einleitung ausgeführt, hat die linke Hemisphäre eine prominente Rolle im semantischen Gedächtnis. Diese könnte sich unter anderem darin manifestierten, daß die beteiligten Rindenfelder in der linken Hemisphäre weiter in den Okzipitallappen reichen als rechts.

Bildliches Vorstellen und zentrale Kontrolle

Nimmt man an, daß die zentrale Kontrolle des Arbeitsgedächtnisses eine Funktion präfrontaler Rindenfelder ist, ergeben die SPECT - Studien widersprüchliche Aussagen über ihre Rolle beim bildlichen Vorstellen. Im ersten Experiment führte die Instruktion, visuelle Vorstellungen zu bilden, zu einem signifikanten Anstieg der Durchblutung präfrontaler Rindenfelder. Im zweiten Experiment war die frontale Durchblutung beim Beantworten von Vorstellungssätzen niedriger als bei der Beurteilung von Low Imagery Sätzen. Im dritten Experiment fand sich eine negative Korrelation zwischen der Lebhaftigkeit der bildlichen Vorstellung und der Durchblutung frontaler Regionen. Weiters wurde in der klinischen Studie argumentiert, daß die erhöhte Anfälligkeit von Parkinson Patienten für Interferenz zwischen visueller Wahrnehmung und visuellem Vorstellen auf eine Schwäche der zentralen Kontrolle zurückzuführen ist, also einer der Läsion präfrontaler Rindenfelder gleichwertigen Funktionsstörung. Die Parkinson Patienten profitierten auch von der Vorstellungsinstruktion beim Merken von Wortpaaren relativ weniger als Kontrollen oder Patienten mit unilateralen Läsionen.

Es scheint, als sei die Aktivität der zentralen Kontrolle nötig, wenn bildliche Vorstellungen auf eine ausdrückliche Instruktion hin erzeugt werden und wenn sie gegen Interferenzeffekte geschützt werden müssen. In anderen Situationen werden visuelle Vorstellungen spontan und ohne Unterstützung durch die zentrale Kontrolle gebildet. Die negativen Korrelationen zwischen präfrontaler Durchblutung und Lebhaftigkeit der Vorstellungen im letzten Experiment könnten bedeuten, daß die zentrale Kontrolle auch das bildliche Vorstellen unterdrücken kann und eine Abnahme ihrer Aktivität dann die Vorstellungen lebhafter werden läßt.

Norman und Shallice (1986) schlugen vor, die Aktivität der zentralen Kontrolle und damit der präfrontalen Rinde mit dem introspektiven Erleben einer Willensanstrengung zu identifizieren (siehe auch Deecke et al. 1985, Lang et al. 1984). Andererseits ist auch die mit steigender Durchblutung inferior-temporaler und okzipitaler Rindenfelder zunehmende Lebhaftigkeit der bildlichen Vorstellungen ein Phänomen des introspektiven Bewußtseins. Es scheint, als habe hier ein introspektiv erfahrbarer Konflikt zwischen zwei Inhalten des aktuellen Bewußtseins ein direktes Korrelat in der gleichzeitigen Aktivität zweier anatomisch verschiedener Anteile des Gehirns. Die Idee, daß introspektiv erfahrbare Konflikte innerhalb des Bewußtseins ihre Grundlage in der konkurrierenden Aktivität verschiedener Anteile des Gehirns haben, ist sicher nicht neu, aber immer wieder faszinierend. Sie ist durch überzogene Spekulationen über Konflikte zwischen den Hemisphären als Grundlage des im abendländischen Denken zentralen Konfliktes zwischen Verstand und Emotion in Mißkredit geraten (Hoppe 1977, Ley 1983). Mit geeigneten Methoden sind aber auch Phänomene des introspektiven Bewußtseins der exakten neuropsychologischen Erforschung zugänglich (Shallice 1972, Norman und Shallice 1986). Korrelationen zwischen Mustern der Hirndurchblutung und Berichten von Probanden über ihr introspektives Erleben der Untersuchungssituation können wertvolle Beiträge für die Erforschung der Zusammenhänge zwischen bewußten Erleben und Hirntätigkeit liefern.

Literatur

Adler A (1944) Disintegration and restoration of optic recognition in visual agnosia. Analysis of a case. Arch Neurol Psychiat 51:243-259.

Adler A (1950) Course and outcome of visual agnosia. J Nerv Ment Dis 111:41-51.

Annett J (1982) Action, language and imagination. In: Wankel L, Wilberg RB (eds): Proceedings of the XIVth Annual Conference of Sport and Motor Behavior Coordination, Alberta, pp 271-282.

Annett J (1985) On knowing how to do things. Paper delivered to the symposium of the generation and modulation of action patterns, Zentrum für interdisziplinäre Forschung, University of Bielefeld.

Baddeley AD (1982) Implications of neuropsychological evidence for theories of normal memory. Phil Trans R Soc Lond B 298:59-72.

Baddeley A (1986a) Working Memory. Oxford University Press, Oxford, New York.

Baddeley A (1986b) So denkt der Mensch - Unser Gedächtnis und wie es funktioniert. Droemer Knaur, München.

Baddeley A (1986c) What amnesics can and can not do. In: Poeck K, Freund H J, Gänshirt H (eds): Neurology - Proceedings of the XIIIth World Congress of Neurology, Hamburg, September 1-6, 1985. Springer, Berlin, Heidelberg, New York, Tokyo, pp 204-211.

Baddeley AD, Grant S, Wight E, Thomson N (1975) Imagery and visual working memory. In: Rabbit, PMA, Dornic,S (eds): Attention and Performance V. Academic Press, London, New York pp 205-217.

Basso A, Bisiach E, Luzatti C (1980) Loss of mental imagery: A case study. Neuropsychologia 18:435-442.

Basso A, Luzzatti C, Spinnler H (1980) Is ideomotor apraxia the outcome of damage to well defined regions of the left hemisphere ? J Neurol Neurosurg Psychiat 43:118-126.

Benecke R, Rothwell JC, Dick JPR, Day BL, Marsden CD (1986) Performance of simultaneous movements in patients with Parkinson's disease. Brain 109:739-757.

Benson DF, Greenberg JP (1969) Visual form agnosia - a specific defect in visual discrimination. Arch Neurol 20:82-89.

Benton AL, Hamsher KD, Varney NR, Spreen O (1983) Contributions to Neuropsychological Assessment. Oxford University Press, New York.

Benton AL, Van Allen MW (1968) Impairment in facial recognition in patients with cerebral disease. Cortex 4:344-358.

Beyn ES, Knyazeva GR (1962) The problem of prosopagnosia. J Neurol Neurosurg Psychiat 25:154-158.

Bisiach E, Capitani E, Porta E (1985) Two basic properties of space representation in the brain: Evidence from unilateral neglect. J Neurol Neurosurg Psychiat 48:141-144.

Bisiach E, Luzzatti C, Perani D (1979) Unilateral neglect, representational schema and consciousness. Brain 102:609-618.

Bisiach E, Perani D, Vallar G, Berti A (1986) Unilateral neglect: Personal and extrapersonal. Neuropsychologia 24:759-767.

Block N.(ed) (1981) Imagery. MIT-Press, Cambridge Mass., London.

Bogen JE (1985) The stabilized syndrome of callosal disconnection. in: Benson DF, Zaidel E (eds): The Dual Brain - Hemispheric Specialization in Humans. The Guilford Press, New York, London pp 289 - 306.

Boller F, Passafiume D, Keefe NC, Rogers K, Morrow L, Kim Y (1984) Visuospatial impairment in Parkinson's disease. Arch Neurol 41:485-490.

Botez MI, Olivier M, Vezina JL, Botez T, Kaufman B (1985) Defective revisualization: Dissociation between cognitive and imagistic thought. Case report and short review of the literature. Cortex 21:375-390.

Brain R (1950) The cerebral basis of consciousness. Brain 73:465-479.

Brain R (1954) Loss of visualization. Proc R Soc Med 47:288-290.

Brooks LR (1967) The suppression of visualization in reading. Quart J Exp. Psychol 19:289-299.

Brooks LR (1968) Spatial and verbal components in the act of recall. Canad J Psychol 22:349-368.

Brown J (1985) An introduction to the uses of facet theory. In: Canter D (ed) : Facet Theory - Approaches to Social Research. Springer, Berlin, Heidelberg, New York Tokyo, pp 17-57.

Bruce V, Green P (1985) Visual Perception. Physiology, Psychology and Ecology. Lawrence Erlbaum, London.

Butters N (1985) Alcoholic Korsakoff's syndrome: Some unresolved issues concerning etiology, neuropathology, and cognitive deficits. J Clin Experiment Neuropsychol 7:181-210.

Canter D (1985) Editor's introduction: The road to Jerusalem. In: Canter D (ed): Facet Theory - Approaches to Social Research. Springer, Berlin, Heidelberg,New York, Tokyo, pp 1-14.

Caplan LR, Hedley-White T (1974) Cuing and memory dysfunction in alexia without agraphia. Brain 97:251-262.

Carey S (1981) The development of face perception. In Davis G, Ellis H, Sheperd J (eds): Perceiving and Remembering Faces. Academic Press, London, New York, pp 9-38.

Charcot M, Bernard D (1883) Un cas de suppression brusque et isolée de la vision mentale des signes et des objets. Le Progrès Médical, pp 568-571.

Cohen NJ, Squire LR (1980) Preserved learning and retention of pattern- analyzing skill in amnesia: Dissoziation of knowing how and knowing that. Science 210:207-210.

Creutzfeld OD (1983) Cortex Cerebri - Leistung, strukturelle und funktionelle Organisation der Hirnrinde. Springer, Berlin, Heidelberg, New York.

Damasio AR, Benton AL (1979) Impairment of hand movements under visual guidance. Neurology 29:170-178.

Damasio AR, Yamada T, Damasio H, Corbett J, McKee J (1980) Central achromatopsia: Behavioral, anatomic, and physiologic aspects. Neurology 30:1064-1071.

Davidoff J, Wilson B (1985) A case of visual agnosia showing a disorder of pre- semantic visual classification. Cortex 21:121-134.

Day J (1979) Visual half-field word recognition as a function of syntactic class and imageability. Neuropsychologia 17:515-519.

Deecke L (1985) Cerebral potentials related to voluntary actions: parkinsonian and normal subjects. In: Delwaide PJ, Agnoli A (eds) Clinical Neurophysiology in Parkinsonism. Elsevier, Amsterdam, pp 91-105.

Deecke L, Kornhuber HH (1978) An electrical sign of participation of the mesial 'supplementary' motor cortex in human voluntary finger movement. Brain Res 159:473-476.

Deecke L, Kornhuber HH, Lang W, Lang M, Schreiber H (1985) Timing function of the frontal cortex in sequential motor and learning tasks. Human Neurobiol 4:143-154.

Delacoux R, Martory MD, Panchaud A (1985) Troubles de l'imagerie visuelle des objets et des couleurs. Communication à la réunion de société de neuropsychologie de langue francais, Paris.

Deleval J, De Mol J, Noterman J (1983) La perte des images souvenirs. Acta Neurol Belg 83:61-79.

Denis M (1979) Les images mentales. Presse Universitaire de France, Paris.

De Renzi E (1982) Disorders of Space Exploration and Cognition. John Wiley and Sons, Chichester.

De Renzi E, Faglioni P, Lodesani M, Vecci A (1983) Performance of left brain-damaged patients on imitation of single movements and motor sequences. Frontal and parietal-injured patients compared. Cortex 19:333-344.

DeRenzi E, Scotti G, Spinnler H (1969) Perceptual and associative disorders of visual recognition. Neurology 19:634-642.

Eddy JK, Glass AL (1981) Reading and listening to high and low imagery sentences. J Verb Learn Verb Behav 20:333-345.

Ehrlichman H, Barrett J (1983) Right hemisphere specialization for mental imagery: A review of the evidence. Brain and Cognition 2:55-76.

Ellis HD, Sheperd JW (1974) Recognition of abstract and concrete words presented in left and right visual fields. J Exp Psychol 103:1035-1036.

Engelkamp J, Zimmer HD (1986) Motor programs and their relation to semantic memory. Germ J Psychol 9:239-254.

Epstein AW, Simmons NN (1983) Aphasia with reported loss of dreaming. Am J Psychiat 140:108-109.

Eysenck MW (1985) Imagery and visual working memory.In: A Handbook of Cognitive Psychology. Lawrence Erlbaum, London, pp 173-195.

Farah MJ (1984) The neurological basis of mental imagery: A componential analysis. Cognition 18:245-272.

Farah MJ, Levine DN, Calvanio R (1987) A case study of mental imagery deficit. Cognition (in press).

Ferro JM, Santos ME (1984) Associative visual agnosia: A case study. Cortex 20:121-134.

Finke RA (1980) Levels of equivalence in imagery and perception. Psychol Rev 87:113-132.

Finke RA (1985) Theories relating mental imagery to perception. Psychol Bull 98:236-259.

Finke RA (1986) Mental imagery and the visual system. Scient Americ 254:88-95.

Fodor JA (1983) The Modularity of Mind. MIT Press, Cambridge Mass, London.

Foster NL, Chase TN, Patronas NJ, Gillespie MM, Fedio P (1986) Cerebral mapping of apraxia in Alzheimer's disease by positron emission tomography. Ann Neurol 19:139-143.

Fox PT, Fox JM, Raichle ME, Burda RM (1985) The role of cerebral cortex in the generation of voluntary saccades - a positron emission tomographic study. J Neurophysiol 54:348-369.

Freund HJ, Hummelsheim H (1985) Lesions of premotor cortex in man. Brain 108:697-733.

Gall FJ (1979) Ausgewählte Texte, eingeleitet, übersetzt und kommentiert von Erna Lesky. Hans Huber, Bern, Stuttgart, Wien.

Geschwind N (1965) Disconnexion syndromes in animal and man. Brain 88:237-294,585-644.

Geschwind N (1975) The apraxias: Neural mechanisms of disorders of learned movements. Americ Scientist 63:188-195.

Geschwind N, Fusillo M (1966) Color naming deficits in association with alexia. Arch Neurol 15:137-146.

Gil R, Pluchon C, Toullat G, Michenau D, Rogez R, Lefevre JP (1985) Disconnexion visuo - verbale (aphasie optique) pour les objets, les images, les couleurs et les visages avec alexie "abstractive". Neuropsychologia 23:333-350.

Glass AL, Millen DR, Beck LG, Eddy JK (1985) Representation of images in sentence verification. J Memory Lang 24:442-465.

Gloning I, Gloning K, Hoff H (1963) Aphasia - a clinical syndrome. in: Halpern L (ed): Problems of Dynamic Neurology, Hebrew University, Jerusalem.

Gloning I, Gloning K, Hoff H (1966) Zur Prosopagnosie. Neuropsychologia 4:113-132.

Gloning K (1965) Die cerebral bedingten Störungen des räumlichen Sehens und des Raumerlebens. Maudrich, Wien.

Goldberg G (1985) Response and projection: A reinterpretation of the premotor concept. In: Roy EA (ed): Neuropsychological Studies of Apraxia and Related Disorders. North Holland Publishing Company, Amsterdam, New York, 251-266.

Goldenberg G, Mamoli B, Binder H (1985) Die Simultanagnosie als Symptom der Schädigung extrastriärer visueller Rindenfelder - eine Fallstudie. Nervenarzt 56:682-690.

Goldenberg G, Wimmer A, Auff E, Schnaberth G (1986) Impairment of motor planning in patients with Parkinson's disease: evidence from ideomotor apraxia testing. J Neurol Neurosurg Psychiat 49:1266-1272.

Goldenberg G, Wimmer A, Maly J (1983) Amnesic syndrome with a unilateral thalamic lesion: a case report. J Neurol 229:79-86.

Goldstein K (1951) La structure de l'organisme. Introduction à la biologie à partir de la pathologie humaine. Texte augmenté de fragments inédits et traduit de l'allemand par le Dr E Burckhardt et Jean Kuntz. Gallimard, Paris.

Gomori AJ, Hawryluck GA (1984) Visual agnosia without alexia. Neurology 34:947-950.

Green GJ, Lessell S (1977) Acquired cerebral dyschromatopsia. Arch Ophtalmol 95:121-128.

Greenberg MS, Farah MJ (1986) The laterality of dreaming. Brain Cognit 5:307-321.

Greenwood P, Wilson DH, Gazzaniga MS (1977) Dream report following commissurotomy. Cortex 13:311-316.

Grossi D, Orsini A, Modafferi A (1986) Visuoimaginal constructional apraxia: On a case of selective deficit of imagery. Brain Cognit 5:255-267.

Guttman L (1967) The development of nonmetric space analysis. A letter to Professor John Ross. Multivariate Behavioral Research 2:71-82.

Hebb DO (1980) Essay on Mind. Lawrence Erlbaum, Hillsdale, NJ.

Hecaen H, Lanteri-Laura G (1983) Les functions du cerveau. Masson, Paris.

Heilman KM, Schwartz HD, Watson RT (1978) Hypoarousal in patients with the neglect syndrome and emotional indifference. Neurology 28:229-232.

Hoff H, Gloning I, Gloning K (1962) Die zentralen Störungen der optischen Wahrnehmung. Wien Med Wochenschr 112:409-412,432-435,450-459,469-473,565-569,585-588.

Holms S (1979) A simple sequentially rejective multiple test procedure. Scandinavian Journal of Statistics 6:65-71.

Holst EV, Mittelstädt H (1950) Das Reafferenzprinzip (Wechselwirkungen zwischen Zentralnervernsystem und Peripherie). Die Naturwissenschaften 37(20):464-474

Hoppe KD (1977) Split brain and psychoanalysis. Psychoanal Quart 46:220-244.

Horel JA (1978) The neuroanatomy of amnesia - a critique of the hippocampal memory hypothesis. Brain 101:403-445.

Hubel DH, Wiesel TN (1979) Brain mechanisms of vision. Scientific American 241:130-145.

Huber W, Poeck K, Weniger D, Willmes K (1983) Aachener Aphasie-Test. Göttingen: Hogrefe.

Humphrey ME, Zangwill OL (1951) Cessation of dreaming after brain injury. J Neurol Neurosurg Psychiat 14:322-325.

Jones M (1974) Imagery as a mnemonic aid after left temporal lobectomy: Contrast between material-specific and generalized memory disorders. Neuropsychologia 12:21-30.

Jones-Gotman M (1979) Incidental learning of image-mediated or pronounced words after right temporal lobectomy. Cortex 15:187-197.

140

Jones Gotman M, Milner B (1978) Right temporal lobe contribution to language mediated verbal learning. Neuropsychologia 16:61-71.

Jus A, Jus K, Villeneuve A, Pires A, Lachance R, Fortier J, Villeneuve R (1973) Studies on dream recall in chronic schizophrenic patients after prefrontal lobotomy. Biol Psychiat 6:275-293.

Kaufmann G (1984) Mental imagery in problem solving. In: Sheikh AA (ed) International Review of Mental Imagery, Volume 1. Human Science Press, New York, pp 23-55.

Kertesz A, Ferro JM (1984) Lesion size and location in ideomotor apraxia. Brain 107:921-933.

Kim Y, Morrow L, Passafiume D, Boller F (1984) Visuoperceptual and visuomotor abilities and locus of lesion. Neuropsychologia 22:177-186.

Klein R, Stack JJ (1953) Visual agnosia and alternating dominance; analysis of a case. J Ment Sci 99:749-762.

Kleist K (1934) Gehirnpathologie. Johann Ambrosius Barth: Leipzig.

Kornhuber HH, Deecke L (1964) Hirnpotentialänderungen beim Menschen vor und nach Willkürbewegungen, dargestellt mit Magnetbandspeicherung und Rückwärtsanalyse. Pflügers Arch Ges Physiol 281:51.

Kosslyn SM (1983) Ghosts in the Mind's Machine - Creating and Using Images in the Brain. Norton and Company, New York, London.

Kosslyn SM (1987) Seeing and imagining in the cerebral hemispheres: A computational approach. Psychol Rev (in press).

Kosslyn SM, Brunn J, Cave KR, Wallach RW (1984) Individual differences in mental imagery abilities: A computational analysis. Cognition 18:195-243.

Kosslyn SM, Holtzman JD, Farah MJ, Gazzaniga MS (1985) A computational analysis of mental image generation: Evidence from functional dissociations in split-brain patients. J Exp Psychol General 114:311-341.

Landis T, Cummings JL, Benson DF, Palmer EP (1986) Loss of topographic familiarity. Arch Neurol 42:132-136.

Landis T, Graves R, Benson DF, Hebben N (1982) Visual recognition through kinaesthetic mediation. Psychol Med 12:515-531.

Lang W, Lang M, Heise B, Deecke L, Kornhuber HH (1984) Brain potentials related to voluntary hand tracking, motivation and attention. Human Neurobiol 3:235-240.

Lang W, Lang M, Kornhuber L, Deecke L, Kornhuber HH (1983) Human cerebral potentials and visuomotor learning. Pflügers Arch 399:342-344

Larsen B, Skinhoj E, Lassen NA (1978) Variations in regional cerebral blood flow in the right and left hemisphere during automatic speech. Brain 101:193-209.

Lecours AR, Lhermitte F (1979) L'aphasie. Flammarion, Paris.

Levine DN, Warach J, Farah M (1985) Two visual systems in mental imagery. Dissociation of "what" and "where" in imagery disorders due to bilateral posterior cerebral lesions. Neurology 35:1010-1018.

Ley RG (1983) Cerebral laterality and imagery. In: Sheikh AA (ed): Imagery - Current Theory, Research, and Application. John Wiley and Sons, New York, 252-287.

Lezak MD (1983) Neuropsychological assessment. Oxford University Press, New York, Oxford.

Lhermitte F, Beauvois MF (1973) A visual - speech disconnexion syndrome. Brain 96:695-714.

Lhermitte F, Derouesne J (1976) L'aphasie amnésique. Rev Neurol 132:669-680.

Lhermitte F, Pillon B (1975) La prosopagnosie. Role de l'hémisphère droit dans la perception visuelle. Rev Neurol 131:791-812.

Lhermitte F, Signoret JL (1972) Analyse neuropsychologique et differénciation des syndromes amnésiques. Rev Neurol 126:161-178.

Liepmann H (1908) Drei Aufsätze aus dem Apraxiegebiet. Karger, Berlin.

Liepmann H (1908) Über die agnostischen Störungen. Neurol Centralbl 27:609-617,664-675.

Liepmann H, Maas O (1907) Fall von linksseitiger Agraphie und Apraxie bei rechtsseitiger Lähmung. J Psychol Neurol 10:214-227.

Lingoes JC (1979) The Guttman-Lingoes nonmetric program series. Mathesis Press, Ann Arbor.

Lissauer H (1889) Ein Fall von Seelenblindheit nebst einem Beitrag zur Theorie derselben. Arch Psychiat Nervenkrk 21:222-270.

Luria AR (1980) Higher Cortical Functions in Man. Translation by Basil Haigh 2nd edn.Basic Books, New York.

MacFarland K, MacFarland ML, Bain JD, Ashton R (1978) Ear differences of abstract and concrete word recognition. Neuropsychologia 16:55-561.

Macrae D, Trolle E (1956) The defect of function in visual agnosia. Brain 79:94-110.

Marks DF (1973) Visual imagery differences in the recall of pictures. Brit J Psychol 64:17-24.

Marmor GS, Zaback LA (1976) Mental rotation by the blind: Does mental rotation depend on visual imagery? J Exp Psychol Human Perception and Performance 2:515-521.

Marr D (1982) Vision: A Computational Investigation into the Human Representation and Processing of Visual Information. Freeman and Co, San Francisco.

Marsden CD (1984) Function of the basal ganglia as revealed by cognitive and motor disorders in Parkinson's disease. Can J Neurol Sci 11:129-135.

Marsden CD (1985) Defects of movement in Parkinson's disease. In: Delwaide PJ, Agnoli A (eds): Clinical Neurophysiology in Parkinsonism. Elsevier, Amsterdam, pp 107-115.

Mazziotta JC, Phelps ME, Carson RE, Kuhl DE (1982) Tomographic mapping of human cerebral metabolism: sensory deprivation. Ann Neurol 12:435-444.

Mazzuchi A, Posteraro L, Nuzzi G, Parma M (1985) Unilateral visual agnosia. Cortex 21:309-315.

McCollough C (1965) Colour adaptations of edge detectors in the human visual system. Science 149:1115-1116.

McEntee W, Biber MP, Perl DB, Benson DF (1976) Diencephalic amnesia - a reappraisal. J Neurol Neurosurg Psychiat 39:436-441.

Meadows JC (1974) Disturbed perception of colours associated with localized cerebral lesions. Brain 97:615-632.

Meier H (1978) Deutsche Sprachstatistik. Georg Olms Verlag: Hildesheim, New York.

Meudell P, Mayes A (1982) Normal and abnormal forgetting: Some comments on the human amnesic syndrome. in Ellis A (ed): Normality and Pathology in Cognitive Functions London, Academic Press, pp 203-237.

Michel F, Sieroff E (1984) Imagerie mentale dans les alexies sans agraphie. Communication à la réunion de société de neuropsychologie de langue francais, Paris.

Milner B (1968a) Further analysis of the hippocampal amnesic syndrome: 14-year follow-up study of H.M. Neuropsychologia 6:215-234.

Milner B (1968b) Visual recognition and recall after right temporal lobe excision in man. Neuropsychologia 6:191-209.

Milner B (1971) Interhemispheric differences in the localization of psychological processes in man. Brit Med Bull 27:272-277.

Mishkin M, Ungerleider LG, Macko KA (1983) Object vision and spatial vision: Two visual pathways. Trends Neurosci 6:414-417.

Mitterndorfer F (1978) Imagery und Konkretheits-Abstraktheitswerte für 1003 Hauptwörter.Dissertation, Philosophische Fakultät der Universität Wien.

Mohr JP, Leicester J, Stoddard LT, Sidman M (1971) Right hemianopia with memory and color deficits in circumscribed left posterior cerebral artery territory infarction. Neurology 21:1104-1113.

Morais J (1987) Alphabetic literacy and segmental analysis. Fifth European Workshop on Cognitive Neuropsychologie, Bressanone.

Morin P, Riurain Y, Eustache F, Lampert J, Courtheoux P (1984) Agnosie visuelle et agnosie tactile. Rev Neurol 140:271-277.

Morrow L, Ratcliff G, Johnston CS (1985) Externalising spatial knowledge in patients with right hemisphere lesions. Cognit Neuropsychol 2:265-273.

Murri L, Arena R, Siciliano G, Mazzotta R, Muratorio A (1984) Dream recall in patients with focal cerebral lesions. Arch Neurol 41:183-185.

Nebes RD (1972) Dominance of the minor hemisphere in commissurotomized man on a test of figural unification. Brain 95:633-638.

Nielsen JM (1955) Occipital lobes, dreams and psychosis. J Nerv Ment Dis 121:50-52.

Nieuwenhuys R, Voogd J, Van Huijzen C (1979) The Human Central Nervous System. Springer, Berlin, Heidelberg, New York.

Norman DA, Shallice T (1986) Attention to action: Willed and Automatic control of behavior. In: Davidson RJ, Schwarz GE, Shapiro D (eds): Consciousness and Self Regulation; Advances in research, Vol IV. Plenum Press, New York.

Orgass B (1982) Agnosie. In: Poeck K (Hrsg) Klinische Neuropsychologie. Thieme, Stuttgart, New York pp 122-134.

Paillard J (1982) Apraxia and the neurophysiology of motor control. Phil Trans R Soc Lond B 298:111-134.

Paivio A (1979) Imagery and Verbal Processes. 2nd edn, Lawrence Erlbaum, Hillsdale, NJ.

Paivio A (1986) Mental Representations - a Dual Coding Approach. Oxford University Press, Oxford, New York.

Paivio A, Te Linde J (1982) Imagery, memory, and the brain. Canad J Psychol 36:243-272.

Pena-Casanova J, Roig-Rovira T, Bermudez A, Tolosa-Sarro E (1985) Optic aphasia, optic apraxia, and loss of dreaming. Brain Lang 26:63-71.

Podreka I, Hoell K, DalBianco P, Goldenberg G (1984) Clinical and technical aspects of brain-SPECT with 123-I-Isopropyl-Amphetamine. Nuc Compact 15:305-314.

Podreka I, Suess E, Goldenberg G, Steiner M, Brücke T, Müller C, Lang W, Neirinckx RD, Deecke L (1987) Initial experience with Tc-99m- hexamethylpropyleneamineoxime (Tc-99m-HM-PAO) brain SPECT. J Nucl Med (in press).

Poeck K (1982) The two types of motor apraxia. Arch Ital Biol 120:361-369.

Poeck K (1984) Neuropsychological demonstration of splenial interhemispheric disconnection in a case of "optic anomia". Neuropsychologia 22:707-714.

Poeck K, Kerschensteiner M, Stachowiak FJ, Huber W (1974) Die amnestische Aphasie. J Neurol 207:1-17.

Pötzl O (1924) Über Störungen der Selbstwahrnehmung bei linksseitiger Hemiplegie. Z Neurol 93:117-163.

Pötzl O (1928) Die Aphasielehre vom Standpunkte der klinischen Psychiatrie. Erster Band: Die optisch agnostischen Störungen (Die verschiedenen Formen der Seelenblindheit). Deuticke, Leipzig, Wien.

Przybyla DP, Byrne D, Kelley K (1983) The role of imagery in sexual behavior. In: Sheikh AA (ed): Imagery - Current Theory, Research, and Application. John Wiley and Sons, New York, pp 436-467.

Pylyshyn Z (1981) The imagery debate - analog media versus tacit knowledge. In: Block N (ed): Imagery. MIT - Press, Cambridge Mass, London, pp 151-206.

Ratcliff G (1979) Spatial thought, mental rotation, and the right cerebral hemisphere. Neuropsychologia 17:49-54.

Raven JC (1965) Coloured Progressive Matrices. HK Lewis, London.

Regard M, Landis T (1984) Experimentally induced semantic paralexias in normals: A property of the right hemisphere. Cortex 20:263-270.

Richardson JTE (1979) Mental imagery, human memory, and the effects of closed head injury. Brit J Clinic Psychol 18:319-327.

Richardson JTE, Barry C (1985) The effects of minor closed head injury upon human memory: Further evidence on the role of mental imagery. Cognit Neuropsychol 2:149-168.

Risberg J, Prohovnik I (1983) Cortical processing of visual and tactile stimuli studied by non-invasive rCBF measurements. Human Neurobiol 2:5-10.

Roland PE, Larsen B, Lassen NA, Skinhoj E (1980) Supplementary motor area and other cortical areas in organization of voluntary movements in man. J Neurophysiol 43:118-136.

Rubens AB, Benson DF (1971) Associative visual agnosia. Arch Neurol 24:305-316.

Schaufold D, Perlman C, Greenberg D (1985) The capacity of stroke patients to report dreams. Cortex 21:237-248.

Schott B, Manguiere F, Laurent B, Serclerat O, Fisher C (1980) L'amnésie thalamique. Rev Neurol 136:117-130.

Schwab RS, Chafetz ME, Walker S (1954) Control of two simultaneous voluntary motor acts in normals and Parkinsonism. Arch Neurol 72:591-598.

Segal SJ, Fusella V (1970) Influence of imaged pictures and sounds on detection of visual and auditory signals. J Exp Psychol 83:458-464.

Shallice T (1972) Dual functions of consciousness. Psychol Rev 79:383-393.

Shallice T (1982) Specific impairments of planning. Phil Trans R Soc Lond B 298:199-209.

Shebilske WL (1984) Context effects and efferent factors in perception and cognition. In: Prinz W, Sanders AF (eds): Cognition and Motor Processes. Springer, Berlin, Heidelberg, New York, pp 99-119.

Sheikh AA, Jordan CS (1983) Clinical use of mental imagery. In: Sheikh AA (ed): Imagery - Current Theory, Research, and Application. John Wiley and Sons, New York, pp 391-435.

Signoret JL, North P (1979) Les apraxies gestuelles. Masson, Paris.

Skowbo D, Timney BN, Gentry TA, Morant RB (1975) McCollough Effects: Experimental findings and theoretical accounts. Psychol Bull 4:497-510.

Smyth MM (1984) Memory for movements. In: Smyth MM, Wing AM (eds): The Psychology of Human Movement. Academic Press, London, pp 83-118.

Sperry RW (1950) Neural basis of the spontaneous optokinetic response produced by visual inversion. J Comp Physiol Psychol 43:482-489

Squire LR (1982) The neuropsychology of human memory. Ann Rev Neurosci 5:241-273.

Squire LR, Moore RY (1979) Dorsal thalamic lesion in a noted case of human memory dysfunction. Ann Neurol 6:503-506.

Steiner M, Germadnik M (1987) Interferenzeffekte bei Vorstellungs- und Wahrnehmungsprozessen von Mustern und Farben. Planungspraktikumsarbeit, Psychologisches Institut der Universität Wien.

Stern Y (1983) Behavior and the basal ganglia. In: Mayeux R, Rosen WG (ed): The Dementias. Raven Press, New York, pp 195-209.

Storandt M, Botwinick J, Danziger WL, Hughues CP (1984) Psychometric differentiation of mild senile dementia of the Alzheimer type. Arch Neurol 41:497-499.

Stuss DT, Benton DF (1986) The frontal lobes. Raven Press, New York.

Tucker DM, Roeltgen DP (1983) Visual agnosia restricted to the left hemi-field: A case presentation. Paper presented at the 7th European INS Conference, Aachen.

Villa G, Gainotti G, De Bonis C (1986) Constructive disabilities in focal brain damaged patients. Influence of hemispheric side, locus of lesion and coexistent mental deterioration. Neuropsychologia 24:497-510.

Villardita C (1985) Raven's Colored Progressive Matrices and intellectual impairment in patients with focal brain damage. Cortex 21:627-636.

Von Cramon D, Eilert P (1979) Ein Beitrag zum amnestischen Syndrom des Menschen. Nervenarzt 50:643-648.

Wapner W, Judd T, Gardner H (1978) Visual agnosia in an artist. Cortex 14:343-364.

Warrington EK (1985) Agnosia: the impairment of object recognition. In: Frederiks JAM (ed): Handbook of Clinical Neurology, Vol 1 (45): Clinical Neuropsychology. Elsevier, Amsterdam, New York, 333-349.

Warrington EK, McCarthy R (1983) Category specific access dysphasia. Brain 106:859-878.

Warrington EK, Shallice T (1984) Category specific semantic impairments. Brain 107:829-854.

Warrington EK, Weiskrantz L (1970) Amnesic syndrome: Consolidation or retrieval ? Nature 228:628-630.

Weinstein EA, Friedland RP (1977) Hemi-Inattention and Hemisphere Specialization. Raven Press, New York.

Wilbrand H (1892) Ein Fall von Seelenblindheit und Hemianopsie mit Sectionsbefund. Dtsch Z Nervenheilk 2:361-387.

Wilson B (1986) Rehabilitation of memory. Guilford Press, New York.

Zaidel E (1978) Lexical organisation in the right hemisphere. In: Buser P, Rougeul-Buser A (ed): Cerebral Correlates of Conscious Experience. Elsevier, Amsterdam, pp 177-197.

Zeki SM (1978) Functional specialization of the visual cortex of the rhesus monkey. Nature 274:423-428.

Zihl J, Von Cramon D, Mai N (1983) Selective disturbance of movement vision after bilateral brain damage. Brain 106:313-340.

Zola Morgan S, Cohen NJ, Squire LR (1983) Recall of remote episodic memory in amnesia. Neuropsychologia 21:487-500.